全球肿瘤疫苗
创新力发展报告

Report on Global Innovation and Development of Tumor Vaccine

主编 池 慧 欧阳昭连

科学出版社

北 京

内 容 简 介

本书对全球治疗性肿瘤疫苗研发现状及趋势进行分析,展示典型国家科技战略、规划投入等顶层设计布局,从科技投入、论文、专利、临床试验、上市产品和产业的角度进行信息深度挖掘、定量分析和国际比较,识别全球领先基础研究机构、技术开发机构和临床试验机构,希望能客观呈现此种新兴疫苗类型的发展态势,科学解析行业基础与技术发展,对行业前景做出合理判断。

本书可供疫苗学、肿瘤学、免疫学等领域科研人员、开发企业人员、肿瘤领域医务工作者和对此感兴趣的其他生物医学领域从业者参考。

图书在版编目 (CIP) 数据

全球肿瘤疫苗创新力发展报告 / 池慧,欧阳昭连主编. —北京:科学出版社,2021.11
ISBN 978-7-03-070469-6

Ⅰ.①全… Ⅱ.①池… ②欧… Ⅲ.①肿瘤–疫苗–技术革新–研究报告–世界 Ⅳ.①R73

中国版本图书馆 CIP 数据核字(2021)第 226482 号

责任编辑:李 悦 孙 青 / 责任校对:郑金红
责任印制:赵 博 / 封面设计:北京图阅盛世文化传媒有限公司

科 学 出 版 社 出版
北京东黄城根北街 16 号
邮政编码:100717
http://www.sciencep.com

北京中科印刷有限公司印刷
科学出版社发行 各地新华书店经销
*

2021 年 11 月第 一 版 开本:B5 (720×1000)
2025 年 1 月第二次印刷 印张:9
字数:179 000
定价:148.00 元
(如有印装质量问题,我社负责调换)

前　言

　　肿瘤是指机体在各种致瘤因素作用下局部组织细胞失去了对其生长的正常调控而出现的异常增生产物，世界卫生组织将肿瘤分为良性肿瘤、原位肿瘤、恶性肿瘤和未知肿瘤4类。癌症通常是指起源于上皮组织的恶性肿瘤，也包括不会形成实体瘤的血液系统癌症，目前是全球第二大死亡原因。据统计，仅2020年确诊癌症的患者数即达1929万人，死于癌症的患者达到996万人，且全球发病例数和死亡病例数逐年上升，癌症给全世界人民带来巨大疾病威胁并严重增加了疾病治疗负担，也成为各国政府关注的重要研究领域之一。肿瘤疫苗作为免疫治疗的类型之一，是一种通过增强癌症患者自身免疫系统杀灭肿瘤细胞的新型技术，在一些临床试验中展示出显著的抗癌效果，受到学界和市场的双重关注。分析全球肿瘤疫苗发展态势，客观评价各国创新研发水平与产业形势，对合理进行领域顶层设计和战略布局，聚焦重点与前沿研究领域，优化研发与市场管理具有重要作用。

　　中国医学科学院医学信息研究所长期从事生物医学科技领域的综合性和前瞻性战略研究，持续开展药械领域政策、科技及产业情报分析，《全球肿瘤疫苗创新力发展报告》是继《中国医疗器械创新力发展报告》《中国组织工程与再生医学创新力发展报告》《全球医疗人工智能创新力发展报告》之后另一部创新力系列研究报告。

　　肿瘤疫苗分为治疗性疫苗和预防性疫苗两大类，两者在设计上存在较大差异，为便于清晰地展示发展现状及趋势，本书将重点聚焦于治疗性疫苗，分如下七个章节展开。第一章从肿瘤的发病机制、传统治疗方式和较为新兴的生物疗法介绍了肿瘤疫苗的发展背景。第二章细数了目前主要的肿瘤疫苗技术线路，以及作用机理、制备工艺和目前技术的开发与应用情况。第三章从国家战略布局和投入层面，分析了中国和美国分别在肿瘤疫苗相关的肿瘤研究及生物技术研究方面的顶层设计和科研经费投入情况。第四章从研究规模、研究质量、研究热点和研究机构入手，分析全球典型国家在肿瘤疫苗领域的科学研究实力。第五章从专利的申请与授权情况、热点技术领域、技术的发源地国家和目标市场国家、专利权人和代表性企业等角度解析全球肿瘤疫苗的技术发展、知识产权布局与竞争格局。第六章从临床试验注册数量、分期、所针对疾病、申报者和试验机构等角度,展示领先国家及机构在肿瘤疫苗领域的临床转化情况。第七章梳理部分国家肿瘤疫苗上市产品情况,并对部分处于临床试验末期阶段的未上市产品进行简要介绍。

本书以科技战略及投入为背景,梳理了目前肿瘤疫苗的分类与技术路线、作用机理与临床应用、科学研究与技术进展、临床试验转化与产品研发等环节的创新态势,通过国际比较,我们做出以下判断。

肿瘤疫苗属于新兴免疫治疗领域的前沿技术,在肿瘤疾病治疗负担日益严重的今天,逐渐受到各国政府的重视。肿瘤疫苗科学研究、技术开发和临床转化较为活跃,美国在这三方面都占据领先优势。但从总体上看,肿瘤疫苗的研发仍处于初期阶段,产品化与市场化程度不足,上市产品较少。

一是肿瘤疫苗是一种治疗肿瘤的生物疗法,可通过疫苗中的肿瘤相关抗原物质活化或增强人体免疫系统特异性识别肿瘤抗原的能力,进而生成特异性抗体清除肿瘤细胞。肿瘤疫苗具有特异性强、伤害性较小的特点,可单独使用也可与其他疗法联合使用,进行肿瘤治疗或预防肿瘤治疗后复发。肿瘤疫苗的开发可分为多个技术线路,肿瘤免疫机制、生物技术等相关研究受到中国、美国等国家的重视,相关领域投入持续进行。

二是全球肿瘤疫苗领域科学研究活跃,超过一半成果出现在近十年,研究热点集中于黑色素瘤、宫颈癌、前列腺癌、结直肠癌和乳腺癌的治疗。美国在肿瘤疫苗领域的科学研究规模领跑全球,成果质量普遍较高且顶尖成果最多,中国研究规模紧随美国之后,虽积累了少量顶尖成果但普遍质量不高。全球肿瘤疫苗研究领先机构包括美国国立卫生研究院、加州大学、哈佛大学等高校和科研院所,研究规模大且质量高,中国机构相对而言研究规模较小且质量有待进一步提升。

全球肿瘤疫苗领域技术开发保持活跃发展态势,相关研究主要聚焦于肿瘤疫苗相关抗原研究、肿瘤免疫活性、多肽修饰技术、疫苗相关生物技术、肿瘤免疫测定方法。美国和中国是全球肿瘤疫苗领域最主要的技术发源地,全球肿瘤疫苗领域最受关注的目标市场则是美国、中国和欧洲。技术开发机构以企业和高校、科研机构为主,其中企业在肿瘤疫苗领域的技术创新中发挥重要作用,主导超过一半的肿瘤疫苗技术创新。德国 Immatics、CureVac,美国 Corixa、Advaxis、Inovio 和中国苏州普罗达生物科技等公司在肿瘤疫苗的技术开发上积累了一定基础。

三是全球肿瘤疫苗领域临床转化研究活跃,来自美国的临床试验申办者和开展机构数量远超其他国家，美国境内开展的癌症疫苗临床试验最多，中国和德国境内也进行了大量临床试验。目前，大多肿瘤疫苗临床试验处于Ⅰ期和Ⅱ期，最常见适应证是黑色素瘤、淋巴瘤/白血病。全球范围内肿瘤疫苗上市产品较少，产品化程度低，尚没有治疗性肿瘤疫苗在中国上市。

本书得到了有关部门和领导的关心与支持，由多方人员共同努力完成，在此致谢！期望能为政府及产业界提供决策参考。

《全球肿瘤疫苗创新力发展报告》编辑委员会

2021 年 3 月 1 日

目　　录

摘　　要

手术、放射治疗（放疗）和化学药物治疗（化疗）是肿瘤的三大传统治疗手段，均是通过外部方式直接或间接杀死肿瘤细胞，对于晚期转移性癌症治疗效果较差，并且可能伤及正常组织细胞，存在一定的局限性。随着对肿瘤发生机制的深入研究以及生物技术的快速发展，肿瘤生物治疗逐渐发展成为手术、放疗和化疗三大常规治疗模式的有益补充。

肿瘤疫苗是一种生物治疗，其原理是通过疫苗中的肿瘤相关抗原物质活化或增强人体免疫系统特异性识别肿瘤抗原的能力，进而生成特异性 $CD8^+$ T 细胞和 $CD4^+$ T 细胞以清除肿瘤细胞。凡是可以激发机体产生对肿瘤细胞或肿瘤微环境中有利于肿瘤生长的细胞或分子的主动特异性免疫，以抑制或消除肿瘤生长、复发或转移的各种形式的疫苗，都可以认为是肿瘤疫苗[①]。与传统治疗模式相比，肿瘤疫苗最大的优势是可以诱发机体全身性抗肿瘤的主动特异性免疫并形成免疫记忆，监测肿瘤的复发，从而产生有效而持久的抗瘤作用。

最初设计的肿瘤疫苗立足于肿瘤的治疗，以美国 FDA 于 2010 年批准的用于治疗晚期前列腺癌的 Provenge 为代表。近年来，随着对肿瘤发病机制的深入研究，以预防宫颈癌的人乳头状瘤病毒（HPV）疫苗为代表的肿瘤预防性疫苗也发展迅速。本书编者在启动本书撰写工作之初对全球肿瘤疫苗科技论文进行聚类分析，结果显示，治疗性疫苗和预防性疫苗相关科技论文分别被归入两大不同类别中。考虑到治疗性疫苗和预防性疫苗在设计上存在较大差异，为便于清晰地展示发展现状及趋势，本书将重点聚焦于肿瘤治疗性疫苗。

本书从肿瘤疫苗研发背景和技术发展趋势出发，以战略计划与投入为背景，梳理了肿瘤疫苗领域在科学研究、技术开发、临床转化及产品等环节的创新产出，通过国际比较，我们做出以下判断。

一是肿瘤治疗方式包括手术、放射治疗（放疗）、化学药物治疗（化疗）等传统治疗手段，以及免疫治疗、靶向治疗、激素治疗等生物疗法。肿瘤疫苗是一种生物疗法，主要作为手术、放疗和化疗之后的辅助治疗，且已有作用较好的预防性肿瘤疫苗投入大规模使用，并已开展大量关于肿瘤疫苗单独使用或与其他生物疗法联合使用的临床试验。

肿瘤治疗方式的选择取决于肿瘤的位置、恶性程度、发展程度，以及病人的身体状态，并且均基于彻底清除肿瘤细胞并尽量少损害其他正常细胞的原则。目前，

---

① 闻玉梅. 治疗性疫苗[M]. 北京：科学出版社，2020.

肿瘤治疗方式包括手术、放疗、化疗等传统治疗手段，以及免疫治疗、靶向治疗、激素治疗等生物疗法。

肿瘤手术、放疗和化疗三大传统治疗方式均是通过外部手段直接或间接杀死肿瘤细胞。手术切除是通过物理手段直接移除病灶处的肿瘤及其周边部分组织，从而完全或部分切除肿瘤；放射治疗是通过高剂量辐射直接照射肿瘤，从而破坏肿瘤细胞 DNA 以达到杀死肿瘤细胞或减缓其分裂增殖的目的；化学药物治疗是通过服用或注射药物，从而杀死肿瘤细胞或减缓其生长和分裂。

肿瘤的生物疗法是通过给予生物体制造的外源或内源性物质，激活或抑制人体自身免疫系统以清除特定的肿瘤细胞，从而实现抗肿瘤效应。根据作用原理不同，可分为肿瘤疫苗、免疫检查点抑制剂治疗、免疫系统调节剂治疗、免疫细胞治疗、单克隆抗体治疗、激素疗法和干细胞移植疗法，每种治疗方式分别针对肿瘤的一种或几种主要特征。

肿瘤疫苗是一种免疫疗法，在临床应用方面主要作为手术、放疗和化疗之后的辅助治疗手段，帮助预防癌症的复发与转移，且已有作用较好的预防性肿瘤疫苗大规模投入使用；临床研究方面，大量关于肿瘤疫苗单独使用或与其他生物疗法联合使用的临床试验正在展开。

二是肿瘤疫苗可分为肽/蛋白疫苗、树突状细胞疫苗、肿瘤细胞疫苗、病毒载体疫苗、核酸疫苗。肿瘤疫苗的未来发展趋势是由通用性肿瘤疫苗向个性化肿瘤疫苗过渡，肿瘤疫苗有望成为精准医疗时代下肿瘤治疗的一类重要方式。

肿瘤疫苗有多种研发方式，根据所含抗原组分或性质的不同，可分为肽/蛋白疫苗、树突状细胞疫苗、肿瘤细胞疫苗、病毒载体疫苗、核酸疫苗。不同技术路线的肿瘤疫苗在开发、生产、安全性、有效性和技术成熟度方面存在差异，各有优劣。

在过去数十年间，肿瘤生物疗法已在实验室和临床上取得了大量的试验结果和研究进展，并形成了较为成熟的临床治疗方案，但这些疗法针对实体瘤的疗效较为有限。因此，有望实现实体瘤治疗突破性进展的治疗性肿瘤疫苗备受瞩目。肿瘤疫苗的未来发展趋势是由通用性肿瘤疫苗向个性化肿瘤疫苗过渡。另外，除单独使用肿瘤疫苗外，将肿瘤疫苗与其他肿瘤治疗方法结合也是拓展肿瘤疫苗应用的关键，可以互相促进各自的抗肿瘤作用。

当前，肿瘤疫苗的发展水平和临床应用还落后于其他几类免疫治疗方法，在技术层面还面临着一些挑战，但绝大多数肿瘤疫苗在临床试验中表现出较好的安全性和免疫原性。随着技术层面的突破和临床标准的不断完善，肿瘤疫苗有望成为精准医疗时代下肿瘤治疗的一类重要方式。

三是美国有多个国家层面针对癌症的研究计划，癌症研究起步较早，政府科研资助力度较大，肿瘤疫苗作为一项重要的癌症免疫治疗前沿技术，相关研究资助规模较大。中国对癌症领域研究的宏观规划和顶层设计逐步完善，科技计划布局持续优化，作为一项新型技术，肿瘤疫苗在我国发展起步较晚，资助体系尚在不断完善。

美国的癌症研究起步较早，政府投入力度大，重视基础研究、基础设施建设和临床转化。美国政府资助的肿瘤疫苗相关研究主要是由美国国立卫生研究院（National Institute of Health，NIH）下属的国立癌症研究所（National Cancer Institute，NCI）进行管理，资助对象以高校和医学研究中心为主。美国政府资助癌症疫苗研究的重点领域包括癌症与免疫机理研究、防治结合研究，以及疫苗的共用技术研究。

中国也从国家层面布局了肿瘤的诊防治研究，20世纪80年代就已开始进行癌症科研技术攻关，提高癌症的诊断和治疗能力、延长癌症患者的五年生存率也是我国"健康中国"建设的重要目标之一。"十三五"时期，国家对癌症基础研究、技术开发和产品开发的资助同步进行，对肿瘤学、免疫学、纳米科学、合成科学和精准医学等癌症相关领域研究也在持续快速推进。

四是全球肿瘤疫苗领域科学研究活跃，超过一半成果出现在近十年，研究热点集中于黑色素瘤、宫颈癌、前列腺癌、结直肠癌和乳腺癌的治疗。美国在肿瘤疫苗领域的科学研究规模领跑全球，成果质量普遍较高且顶尖成果最多，中国研究规模紧随美国之后，虽积累了少量顶尖成果但普遍质量不高。全球肿瘤疫苗领先机构包括美国国立卫生研究院、加州大学、哈佛大学等高校和科研院所，研究规模大且质量高，中国机构相对而言研究规模较小且质量有待进一步提升。

全球肿瘤疫苗领域科学研究活跃，超过一半成果出现在近十年，研究热点集中于黑色素瘤、宫颈癌、前列腺癌、结直肠癌和乳腺癌的治疗。1970～2020年，全球肿瘤疫苗领域的科学研究论文13 555篇，其中近十年7223篇，占53.29%。有关黑色素瘤、宫颈癌、前列腺癌、结直肠癌和乳腺癌肿瘤疫苗的论文数量排名靠前，其中黑色素瘤疫苗相关论文平均每年约16篇，明显多于其他类型肿瘤疫苗，结直肠癌疫苗相关论文数量增长最为明显，近十年增速达15.53%。

美国在肿瘤疫苗领域的科学研究规模领跑全球，成果质量普遍较高且顶尖成果最多，中国研究规模紧随美国之后，已经积累了少量顶尖成果但普遍质量不高。在

1970～2020 年全球 13 555 篇肿瘤疫苗论文中，平均每 2 篇中有 1 篇为美国机构参与发表（6103 篇，占 45.02%），平均每 6 篇中有 1 篇为中国机构参与发表（2047篇，占 15.10%）。从 1970～2020 年发表的科技论文的总被引频次来看，美国排全球首位（283 783 次），中国远低于美国（36 996 次）；从 1970～2020 年发表的科技论文的篇均被引频次来看，美国每篇论文平均被引用 46.50 次，中国每篇论文平均被引用 18.07 次，差距明显；从高被引论文来看，近十年全球肿瘤疫苗领域共有高被引论文 129 篇，其中约八成有美国机构参与（105 篇，占 81.40%），仅一成有中国机构参与（12 篇，占 9.3%）。

全球肿瘤疫苗领域科学研究以高校和科研院所占据主导地位，领先机构大多来自美国，研究规模大且质量高，相比之下，中国领先机构研究规模较小且质量有待进一步提升。全球范围内，研究规模排名前 10 位的机构分别是美国国立卫生研究院、加州大学、哈佛大学、得克萨斯大学、约翰斯·霍普金斯大学、宾夕法尼亚联邦高等教育系统、匹兹堡大学、法国国家健康与医学研究院、德国亥姆霍兹联合会和美国纪念斯隆-凯特琳癌症中心，10 家机构发表的肿瘤疫苗论文数量均超过 240篇，篇均被引频次均值达 64.22 次/篇，近十年高被引论文数量均值达 11.40 篇。中国范围内，研究规模排名前 10 位的机构分别是中国科学院、四川大学、中国医学科学院北京协和医学院、台湾大学、复旦大学、上海交通大学、浙江大学、南方医科大学、中国人民解放军海军军医大学和华中科技大学，以上 10 家机构发表的肿瘤疫苗论文数量平均为 85.80 篇，篇均被引频次均值为 21.63 次/篇，2010～2020 年高被引论文数量均值仅为 0.60 篇。

五是全球肿瘤疫苗领域技术开发活跃，中国和美国是最主要的技术发源地，同样也是备受关注的目标市场。美国技术开发规模最大且全球海外布局最多，技术竞争力最强，中国规模不及美国且海外布局不足，但增速最快。全球肿瘤疫苗领域的技术开发机构以企业和高校/研究所为主，国外大型跨国制药公司在技术创新中发挥重要作用，而中国技术创新以高校/研究所占主导地位。

全球肿瘤疫苗领域技术开发活跃且呈逐年增长趋势，已积累了一定数量具有潜在国际竞争力的成果且呈现较好的增长态势，技术创新能力持续提升。全球肿瘤疫苗领域共有专利申请共 4978 组，专利申请从 1990 年开始呈现较明显的增长态势，近十年复合增长率 5.91%。全球肿瘤疫苗领域共有 PCT 专利申请 1867 组，占全部申请量的近四成，近十年复合增长率 4.05%。

美国和中国是全球肿瘤疫苗领域最主要的技术发源地，全球近一半的技术开发成果来源于美、中两国，德国和日本是全球第三和第四位技术发源地；美国技术开发规模最大且全球海外布局最多，技术竞争力最强，中国规模不及美国且海外布局不足，但增速最快。在全球 4978 组专利申请中，美国有 1356 组，占全球近三成；中国有 922 组，占全球近两成；位列第三位和第四位的德国和日本分别有 390 组和 331 组。在全球 1741 组已获授权的专利中，美国有 452 组，占全球两成多；中国有 325 组，占全球近两成；位列第三位和第四位的德国和日本分别有 137 组和 131 组。从反映海外布局的 PCT 专利申请来看，在全球 1867 组 PCT 专利申请中，美国有 821 组，占全球四成多；中国仅有 84 组，与美国差距明显。从近二十年增速来看，中国在肿瘤疫苗领域的专利申请量复合增长率高达 21.51%，排全球首位，远远高于美国（4.78%）。

美国、中国、欧洲等地是全球肿瘤疫苗领域备受关注的目标市场。全球肿瘤疫苗领域共有专利申请 15 836 件，其中在美国的专利申请有 2816 件，在中国和欧洲的专利申请分别为 1643 件和 1608 件，在日本、澳大利亚和加拿大的专利申请均超过 900 件，在其他国家的专利申请均不足 600 件。

全球肿瘤疫苗领域的专利权人以企业和高校/研究所为主，尤其是企业，在该领域的技术创新中发挥重要作用，全球超过一半的专利权人是企业，高校/研究所在专利权人中占比接近 1/3，医院占比不及 2%。美国 Corixa 公司、美国 Advaxis 公司、美国 Inovio 公司、德国 Immatics 公司、德国 CureVac 公司、日本 OncoTherapy Science 公司、英国 GSK（葛兰素史克）公司、法国 Transgene 公司等国外大型跨国制药公司在技术创新中发挥主导作用。中国技术创新以高校/研究所占据主导地位，在专利申请数量排名前 30 位的专利权人中，高校/研究所占 18 家，企业占 12 家，苏州普罗达生物科技有限公司、四川大学、南开大学和郑州大学的专利申请量排名前列。

六是全球肿瘤疫苗领域的临床转化日趋活跃，美国境内该领域临床试验最为活跃，德国和中国较为活跃，但与美国尚存较大差距。全球申办者以企业、高校及科研院所为主，在中国，申办者则以医疗机构为主。美国申办者数量最多。全球肿瘤疫苗临床试验大多处于临床试验Ⅰ期和Ⅱ期，离正式上市较远，中国情况相同。全球最常见适应证为黑色素瘤、淋巴瘤/白血病、乳腺癌/肿瘤、肺癌/肿瘤和前列腺癌/肿瘤；因疾病谱存在差异，中国适应证与全球情况有所不同。

全球肿瘤疫苗临床试验呈现出增长趋势。从临床试验注册数量来看，美国境内该领域临床试验最为活跃，德国和中国较为活跃，前 10 位国家中其他 9 个国家的数量加和仅约为美国数量的一半。全球肿瘤疫苗临床试验中，平均每 10 项临床试验中的 6 项有美国医院参与开展，平均每 100 项中的 6 项有中国医院参与开展。

全球肿瘤疫苗领域临床试验申办者以企业、高校及科研院所为主。美国申办者数量最多，美国国立癌症研究所、美国国立卫生研究院临床中心、默沙东公司、纪念斯隆-凯特琳癌症中心、GSK（葛兰素史克）公司和约翰斯·霍普金斯大学 Sidney Kimmel 综合癌症中心表现突出；中国肿瘤疫苗领域临床试验申办者则以医疗机构为主，广州复大肿瘤医院、厦门大学、中国人民解放军总医院第五医学中心和上海泽润生物科技有限公司表现活跃。

全球肿瘤疫苗领域美国开展临床试验的医疗机构数量最多，排名前 20 位的医疗机构均为美国医疗机构，其中丹娜法伯癌症研究所、纪念斯隆-凯特琳癌症中心和 MD 安德森癌症中心处于领先地位；中国开展肿瘤疫苗临床试验的医疗机构远远少于美国，表现相对突出的医疗机构是广州复大肿瘤医院、江苏省疾病预防控制中心、台湾医药大学附设医院和台湾成功大学医学院附设医院。

全球肿瘤疫苗临床试验大多处于临床试验Ⅰ期和Ⅱ期，离正式上市较远，中国情况相同。肿瘤疫苗临床试验最常见的适应证为黑色素瘤、淋巴瘤/白血病、乳腺癌/肿瘤、肺癌/肿瘤和前列腺癌/肿瘤。因疾病谱存在差异，中国肿瘤疫苗临床试验适应证与全球情况有所不同，主要包括宫颈上皮内瘤变、宫颈癌/肿瘤、胶质母细胞瘤/胶质瘤、肺癌/肿瘤和阴道上皮内瘤变。

七是仅有少量肿瘤疫苗在部分国家获批上市，部分疫苗在上市多年后也未获得广泛使用。在研产品中，大量临床试验设计将肿瘤疫苗与放射治疗、化学药物治疗和免疫检查点抑制剂等药物联用，测试其对生存期的延长作用或预防肿瘤复发能力。

目前已获批上市的疫苗品种仍十分有限，美国食品药品监督管理局仅批准上市了 2 种肿瘤疫苗，其他一些批准上市的肿瘤疫苗分别位于古巴、加拿大、澳大利亚和部分欧洲国家，目前中国尚未有批准上市的肿瘤治疗性疫苗（已批准预防性肿瘤疫苗——宫颈癌 HPV 疫苗上市）。相比于上市的少量疫苗，大多数肿瘤疫苗还处于临床试验阶段，其中不乏一些在Ⅰ/Ⅱ期临床试验中表现出较良好安全性与免疫原性的疫苗。

在研的产品中，大量临床试验设计将肿瘤疫苗与放射治疗、化学药物治疗和免疫检查点抑制剂等药物联用，测试其对生存期的延长作用或预防肿瘤复发能力。

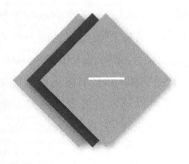

肿瘤疫苗研发背景

手术、放射治疗和化学药物治疗是肿瘤的三大传统治疗手段，均是通过外部方式直接或间接杀死肿瘤细胞，对于晚期转移性癌症治疗效果较差，并且可能伤及正常组织细胞，存在一定的局限性。

随着对肿瘤发生机制的深入研究以及生物技术的快速发展，肿瘤生物治疗逐渐发展成为手术、放疗和化疗三大常规治疗模式的有益补充。

肿瘤生物治疗主要包括肿瘤疫苗、免疫检查点抑制剂、免疫系统调节剂、免疫细胞治疗、单克隆抗体治疗等，其中肿瘤疫苗是国内外研究热点之一，其原理是通过疫苗中的肿瘤相关抗原物质活化或增强人体免疫系统特异性识别肿瘤抗原的能力，进而生成特异性 $CD8^+$ T 细胞和 $CD4^+$ T 细胞以清除肿瘤细胞。与传统治疗模式相比，肿瘤疫苗最大的优势是可以诱发机体全身性抗肿瘤的主动特异性免疫并形成免疫记忆，监测肿瘤的复发，从而产生有效而持久的抗瘤作用，因而近年来发展迅速。

（一）疾病简介

肿瘤是指机体在各种致瘤因素作用下局部组织细胞失去了对其生长的正常调控，导致异常增生而形成的新生物，通常表现为肿块。世界卫生组织《疾病和有关健康问题的国际统计分类》（International Classification of Diseases，ICD）第 10 次修订本（ICD-10）将肿瘤分为良性肿瘤、原位肿瘤、恶性肿瘤和不确定或未知肿瘤 4 大类。总体而言，肿瘤具有十大主要特征，包括维持细胞增殖信号、逃避生长抑制信号、逃避免疫系统摧毁、具有无限复制潜能、引起促肿瘤生长炎症、激活浸润和转移、引发血管生成、基因组不稳定并突变、抵抗细胞死亡，以及解除细胞能量代谢限制[①]。

在医学上，癌是指起源于上皮组织的恶性肿瘤，而现在人们所说的"癌症"一般习惯上泛指所有类型的恶性肿瘤，也包括不会形成实体瘤的血液系统癌症。良性肿瘤不会扩散或侵入附近的组织，而且切除后不会再次生长；而恶性肿瘤则能够浸润周围组织，并且随着生长可能发生破裂，通过血液或淋巴系统发生转移，在远离原始肿瘤的发生位置形成新的肿瘤，因此将其切除后也容易复发。

癌症的发生是一个多因子、多步骤的复杂过程，大致可分为致癌、促癌、演进三个过程。癌症起初通常是由单个细胞发生癌变，并通过癌细胞不断增殖形成的。导致癌细胞形成的因素有很多，其中大多数癌症是由环境和生活方式引起的，如吸

---

① Hanhan D，Weinberg RA. Hallmarks of Cancer: The Next Generation [J]. Cell，2011，144（5）：646-674.

烟、感染、职业暴露、环境污染、缺乏运动、不合理膳食等；部分癌症则是由遗传因素和年龄增长导致。所有上述因素都是通过直接或间接引发癌症关键基因突变导致了细胞癌变。这类基因主要分为两类：原癌基因和抑癌基因，在正常生理条件下对细胞生长、增殖调控起重要作用。当致癌因素引起染色体上原癌基因的一个等位基因发生突变时，原癌基因则从低表达失活状态转向高表达激活状态，引起细胞增殖失控；而当染色体上抑癌基因的一对等位基因均发生突变时，抑癌基因则从高表达激活状态转向低表达失活状态，失去抑制细胞分裂的能力。细胞癌变通常由多个原癌基因和抑癌基因同时发生突变导致。

肿瘤在发生过程中通常还会在其周围形成肿瘤微环境，除肿瘤细胞外，还包含多种类型的正常细胞，例如内皮细胞、血管平滑肌细胞、成纤维细胞、炎症白细胞等，这些细胞之间的交流和相互作用也在肿瘤发展过程中发挥着重要作用[1]。

目前在人体中已发现的癌症类型超过 100 种。据世界卫生组织国际癌症研究机构（International Agency for Research on Cancer，IARC）发布的《2020 全球癌症报告》显示，2020 年全球新发癌症病例 1929 万，死亡人数达 996 万，且未来癌症患者人数将以年均 3%～5%的速度递增。据统计，2020 年新发癌症病例数排名前 5 位的癌症分别是乳腺癌、肺癌、结直肠癌、前列腺癌和胃癌。

临床情境下，肿瘤治疗方式的选择取决于肿瘤的位置、恶性程度、发展程度及病人身体状态，并且均基于彻底清除肿瘤细胞并尽量少损害其他正常细胞的原则。目前，肿瘤治疗方式包括手术、放射治疗、化学药物治疗等传统治疗手段，以及免疫治疗、靶向治疗、激素治疗等生物疗法。临床上，通常依据病程的发展综合使用各种疗法，以求达到最佳效果。

（二）传统治疗方法

肿瘤手术、放射治疗和化学药物治疗三大传统治疗手段均是通过外部手段直接或间接杀死肿瘤细胞[2]。手术切除是通过物理手段直接移除病灶处的肿瘤及其周边部分组织，从而完全或部分切除肿瘤；放射治疗是通过高剂量辐射直接照射肿瘤，破坏肿瘤细胞 DNA，以达到杀死肿瘤细胞或减缓其分裂增殖的目的；化学药物治疗是通过服用或注射药物，从而杀死肿瘤细胞或减缓其生长和分裂。

---

① Alberts B，Johnson A，Lewis J，et al. Molecular Biology of the Cell，Sixth Edition[M]. Garland Science New York，2015：1101-1105.

② Guide for Heavy Ion Radiotherapy. Differences from Conventional Radiotherapy[EB/OL]. （2019-03）[2021-04-02]. https://www.particle.or.jp/hirtjapan/en/what/difference.html

肿瘤的手术切除是目前治疗恶性肿瘤最直接、最有效的方法，根据切除时所采用的物理手段的不同，可分为手术刀治疗、冷冻治疗、激光治疗、热疗和光动力疗法。手术切除适合针对局部实体瘤进行治疗，尤其对早、中期癌症的治愈率极高，但不适用于白血病等血液系统癌症或已发生扩散的癌症。另外，手术后的感染风险较大，容易增加恶性肿瘤细胞发生医源性扩散的概率，从而影响治疗效果，而且被切除的组织往往会部分丧失其功能和形态，影响预后。

肿瘤的放射治疗根据辐射源位置不同可以分为外源放射治疗和内源放射治疗。外源放射治疗通常使用机器直接照射肿瘤所处的特定部位，而内源放射治疗则将放射源置于体内近距离辐射肿瘤，或者将含辐射的液体注射进体内实现全身性治疗。放疗不会立即杀死肿瘤细胞，因此通常和其他肿瘤治疗方式联合使用，以达到彻底清除肿瘤的目的。然而，放疗通常会对肿瘤附近正常细胞造成损伤，引发较强局部副作用，并且人体各部位存在终生辐射剂量限制，无法反复接受放疗。目前，研究人员正在开发一类将放射性药物和免疫疗法相结合的小分子药物，以增强放射治疗的针对性并减轻其副作用[1]。

肿瘤的化学药物治疗根据给药方式不同，可分为口服、静脉注射、肌肉注射、脊髓注射、腹膜腔注射、肿瘤动脉注射和皮肤接触。由于化学药物治疗可以快速杀死局部或发生扩散的肿瘤细胞，因此通常在手术或放疗前用于缩小肿瘤，或在手术或放射治疗后用于清除残留的肿瘤细胞，同时对血液系统癌症有较好的作用。然而，化疗也会杀死健康细胞或减缓其快速生长和分裂，容易引起脱发及恶心、乏力等全身性副作用。

经过放疗或化疗后，肿瘤被免疫系统清除的过程包括以下几个阶段：①放疗或化疗引起部分肿瘤细胞死亡；②树突状细胞（dendritic cell，DC）从死亡的肿瘤细胞上提取并呈递肿瘤抗原；③被激活的 DC 迁移至附近淋巴结；④初始 T 细胞接触肿瘤抗原后转化为细胞毒性 T 淋巴细胞；⑤细胞毒性 T 淋巴细胞经血液循环开始迁移；⑥细胞毒性 T 淋巴细胞通过浸润作用穿过血管壁到达肿瘤附近；⑦细胞毒性 T 淋巴细胞开始清除剩余的肿瘤细胞；⑧DC 继续识别被杀死的肿瘤细胞，并重复上述过程，最终达到清除或减小肿瘤的效果[2]。

---

① National Cancer Institute. Radiopharmaceuticals：Radiation Therapy Enters the Molecular Age[EB/OL].（2019-10-26）[2021-04-02]. https：//www.cancer.gov/news-events/cancer-currents-blog/2020/radiopharmaceuticals-cancer-radiation-therapy

② Park JH. Immune Microenvironment to Predict Response of Cancer Chemotherapy and Radiotherapy. In：Nakamura Y.（eds）. Immunopharmacogenomics. [M]. Tokyo：Springer，2015：146-147.

（三）肿瘤治疗新趋势

随着对肿瘤发生机制的深入研究以及生物技术的快速发展，肿瘤生物治疗逐渐发展成为手术、放疗和化疗三大常规治疗模式的有益补充。生物疗法是通过给予生物体制造的外源或内源性物质，激活或抑制人体免疫系统以清除特定的肿瘤细胞，从而取得抗肿瘤效应。1985 年，美国国立癌症研究所将肿瘤生物治疗列为肿瘤综合治疗中的第 4 种模式。生物疗法既可以单独使用，也可以与手术、放疗和化疗联合使用，特点是特异性强、毒副作用小、治愈后不易复发。然而，当肿瘤负荷过大、肿瘤抗原性较弱、人体自身具有免疫缺陷时，生物疗法的作用会受到影响。目前，肿瘤生物治疗研究已成为全球科研投入最多、学术活动最活跃、发展最快的医学研究领域。

生物疗法包括肿瘤疫苗、免疫检查点抑制剂治疗、免疫系统调节剂治疗、免疫细胞治疗、单克隆抗体治疗、激素疗法和干细胞移植疗法等。

1. 肿瘤疫苗

肿瘤疫苗的主要原理是通过疫苗中的肿瘤相关抗原物质活化或增强人体免疫系统特异性识别肿瘤抗原的能力，进而生成特异性 $CD8^+$ T 细胞（细胞毒性 T 淋巴细胞）和 $CD4^+$ T（辅助性 T 淋巴细胞）细胞清除肿瘤细胞。肿瘤疫苗主要有三种制备方式：利用自体肿瘤细胞、自体 DC 或肿瘤相关抗原制备。其中，利用肿瘤相关抗原开发肿瘤疫苗一般经过 6 个阶段：①从大量的肿瘤细胞中收集测序数据，识别出编码肿瘤特异性抗原的基因突变位点；②针对患者个人的肿瘤细胞进行测序，找出该个体肿瘤细胞存在的基因突变和相应抗原类型；③对该个体肿瘤细胞表面存在的抗原进行筛选，以找出可供免疫细胞特异性识别的抗原；④利用该特异性抗原开发肿瘤疫苗，通常采用肽/蛋白疫苗、病毒载体疫苗或核酸疫苗的形式；⑤患者接种疫苗，引发免疫系统反应；⑥免疫系统识别并攻击体内含有此类特异性抗原的肿瘤细胞，而不影响正常细胞[①]。

临床应用方面，肿瘤疫苗主要作为手术、放疗和化疗之后的辅助治疗手段，帮助预防癌症的复发与转移。另外，已有作用较好的预防性肿瘤疫苗投入大规模使用，如人乳头瘤状病毒（human papilloma virus，HPV）16 型和 18 型疫苗；在临床研究

---

① UNC Lineberger Comprehensive Cancer Center. Scientists Publish Overview of the Latest in Cancer Vaccine Target Research[EB/OL]. （2019-07-12）[2021-04-02]. https://unclineberger.org/news/scientists-publish-overview-of-the-latest-in-cancer-vaccine-target-research/

方面，已有大量关于肿瘤疫苗单独使用或与其他生物疗法联合使用的临床试验正在开展。

2. 免疫检查点抑制剂治疗

免疫检查点抑制剂治疗的主要原理是通过注射特异性蛋白抑制肿瘤细胞和 T 细胞表面的检查点蛋白相互结合，从而使得肿瘤细胞无法逃脱被 T 细胞识别和清除。例如，肿瘤细胞表面通常会表达 PD-L1 蛋白，当其与 CD8$^+$ T 细胞表面的 PD-1 蛋白结合时，能够让 T 细胞将其误认为正常细胞从而逃避免疫检查。而在注射 PD-1 抗体（如纳武利尤单抗）或 PD-L1 抗体（如阿特珠单抗）后，可以阻止 PD-1 和 PD-L1 相互识别进而使 CD8$^+$ T 细胞发挥清除肿瘤细胞的正常功能[①]。除 PD-1/PD-L1 抗原以外，存在于在 CD4$^+$ T 细胞表面的 CTLA-4 抗原和存在于 DC 表面的 B7 抗原也可以相互结合，如果注射 CTLA-4 抗体（如伊匹单抗）进行阻断，则有助于激活 DC 将肿瘤抗原呈递给 CD8$^+$ T 细胞的能力，进而清除肿瘤细胞。

免疫检查点抑制剂治疗主要针对肿瘤细胞逃避免疫系统摧毁的特征，增强 T 细胞识别和清除肿瘤细胞的能力，对多种癌症具有广谱性治疗效果。

另外，免疫检查点抑制剂对肿瘤疫苗的治疗能起到促进作用。研究表明，肿瘤个性化肽疫苗与 PD-1 抗体联合使用后，可以有效激活 T 细胞的肿瘤杀伤作用，针对晚期黑色素瘤、非小细胞肺癌或膀胱癌患者的 I 期临床试验结果的安全性和免疫原性已得到验证。

3. 免疫系统调节剂治疗

免疫系统调节剂治疗的主要原理是通过注射能增强人体正常免疫反应的小分子物质或药物，从而促进免疫系统对癌症的反应，不直接与肿瘤细胞发生作用。免疫调节剂主要包括细胞因子（白介素和干扰素）和免疫调节药物（如沙利度胺等）两类，前者通过增加 T 细胞和自然杀伤细胞数量和活性来增强对癌症的免疫反应，后者通过阻止肿瘤形成新血管来抑制其生长。另外，造血生长因子（如促红细胞生成素和粒细胞-巨噬细胞集落刺激因子）也可以通过促进血细胞生长起到辅助治疗作用。免疫系统调节剂治疗主要针对肿瘤细胞逃避免疫系统摧毁和引发血管生成两种特征，强化免疫系统清除肿瘤细胞的能力，常应用于多种晚期癌症的非特异性辅助治疗。

---

① National Cancer Institute. Immune Checkpoint Inhibitors[EB/OL]. （2019-09-24）[2021-04-02]. https：// www. cancer.gov/about-cancer/treatment/types/immunotherapy/checkpoint-inhibitors

另外，疫苗疗法中采用的卡介苗（bacillus calmette-guerin vaccine，BCG）对免疫系统调节剂治疗有促进作用。研究发现，当使用导管直接向膀胱内灌注 BCG 时，BCG 中的减毒结核杆菌可以引发针对癌细胞的免疫反应，可用于治疗浅表性膀胱癌，目前也在针对其他类型的癌症进行临床试验。

4. 免疫细胞治疗

免疫细胞治疗的主要原理是将患者自身的 T 细胞收集后在实验室进行改造，经过大量培养后通过静脉输回患者体内，从而清除肿瘤细胞，又称为 T 细胞转移疗法、过继免疫疗法和过继细胞疗法。该治疗方法主要有两类：肿瘤浸润淋巴细胞（tumor infiltrating lymphocyte，TIL）疗法和嵌合抗原受体 T 细胞（chimeric antigen receptor T-Cell，CAR-T）疗法。TIL 疗法是通过在肿瘤浸润位置附近寻找 T 细胞，这些 T 细胞往往已具有识别肿瘤的功能，然后在实验室中筛选出杀伤效果最好的 T 细胞经扩增后输回体内。CAR-T 疗法则是在此基础上再为 T 细胞表面添加嵌合抗原受体，增加其与肿瘤细胞的接触和攻击能力[①]。免疫细胞治疗主要针对肿瘤细胞逃避免疫系统摧毁的特征，强化 T 细胞杀死肿瘤细胞的能力，可用于多种血液系统癌症治疗，对实体瘤的疗效还在临床试验阶段。

另外，疫苗疗法中采用的肽疫苗对免疫系统调节剂治疗有促进作用。研究发现，一种能够激活 CAR-T 细胞的肽分子，通过在尾部搭载脂肪分子长链后形成疫苗，可以有效地结合血液中的白蛋白并进入淋巴结，从而显著增强 CAR-T 细胞的反应，对小鼠体内的黑色素瘤、胶质母细胞瘤和乳腺癌有较好的治疗效果。

5. 单克隆抗体治疗

单克隆抗体治疗的主要原理是使用人工生产的高特异性单克隆抗体直接结合到肿瘤细胞特有的蛋白质或受体上，从而影响肿瘤细胞生长并引起免疫系统反应。单克隆抗体有两种主要作用方式[②]：其一是直接标记肿瘤细胞表面抗原，使得肿瘤细胞更好地被免疫系统识别，例如，利妥昔单抗可以与某些肿瘤细胞表面 CD20 蛋白结合；其二是同时与 T 细胞和肿瘤细胞结合使两者靠近，帮助 T 细胞杀死肿瘤细胞，例如，博纳吐单抗可以同时与 T 细胞表面 CD3 蛋白和白血病细胞表面 CD19 蛋白结合。单克隆抗体治疗主要针对肿瘤细胞逃避免疫系统摧毁的特征，协助免疫

① National Cancer Institute. T-cell Transfer Therapy[EB/OL].（2020-08-25）[2021-04-02]. https://www.cancer.gov/about-cancer/treatment/types/immunotherapy/t-cell-transfer-therapy

② National Cancer Institute. Monoclonal Antibodies[EB/OL].（2019-09-24）[2021-04-02]. https://www.cancer.gov/about-cancer/treatment/types/immunotherapy/monoclonal-antibodies

系统识别和杀死肿瘤细胞，常应用于治疗白血病、乳腺癌、淋巴瘤等。

6. 激素疗法

激素疗法的主要原理是通过阻止人体产生激素或者干扰人体内激素发挥正常功能，从而减缓或停止需要激素的肿瘤细胞生长，又称为内分泌疗法。常见治疗方式包括口服或注射类激素药物，或者手术切除产生激素的器官（卵巢或睾丸）。例如，他莫昔芬是一种口服激素，其结构与雌激素类似，能与雌二醇竞争雌激素受体从而达到治疗效果。激素疗法可以针对肿瘤细胞无限复制的特征，通过阻止染色体开放，从而使肿瘤细胞的基因复制受到抑制，常应用于治疗卵巢癌、乳腺癌、前列腺癌等。

7. 干细胞移植疗法

干细胞移植疗法的主要原理是通过静脉注射自体或异体的健康干细胞，使其在体内增殖分化形成健康细胞从而达到治疗效果。目前该疗法只适用于移植造血干细胞，在患者接受放疗或化疗后用于恢复正常血细胞数量，起到辅助治疗作用；但在某些情况下，大剂量异体移植造血干细胞可能引发移植物抗肿瘤效应，从而起到直接治疗效果。干细胞移植疗法可以针对肿瘤细胞逃避免疫系统摧毁的特征，使残留癌细胞被移植后产生的健康白细胞清除，常应用于治疗白血病、淋巴瘤、神经母细胞瘤、多发性骨髓瘤等。

另外，疫苗疗法中采用的 DC 疫苗通常在患者进行干细胞移植后起到辅助治疗作用。研究表明，骨髓瘤患者在进行自体干细胞移植后接种骨髓瘤细胞-DC 疫苗，可以诱发显著的 T 细胞反应，同时能减少体内残留骨髓瘤细胞数量，从而降低移植手术后的复发概率。

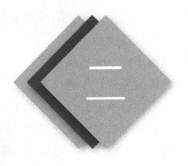

肿瘤疫苗技术简介

凡是可以激发机体产生对肿瘤细胞或肿瘤微环境中有利于肿瘤生长的细胞或分子的主动特异性免疫,以抑制或消除肿瘤生长、复发或转移的各种形式的疫苗,都可以被认为是肿瘤疫苗[①]。最初设计的肿瘤疫苗立足于肿瘤的治疗,以美国 FDA 在 2010 年批准的用于治疗晚期前列腺癌的 Provenge 为代表。近年来,随着对肿瘤发病机制的深入研究,以预防宫颈癌的人乳头状瘤病毒(HPV)疫苗为代表的肿瘤预防性疫苗也发展迅速。肿瘤治疗性疫苗和预防性疫苗在设计上存在较大差异,本书提及的肿瘤疫苗聚焦于肿瘤治疗性疫苗。

根据所含抗原组分或性质的不同,肿瘤疫苗可分为肽/蛋白疫苗、DC 疫苗、肿瘤细胞疫苗、病毒载体疫苗、核酸疫苗。不同技术路线的肿瘤疫苗在开发、生产、安全性、有效性和技术成熟度方面存在差异,各有优劣。

当前,多种肿瘤疫苗在临床试验中表现出较好的安全性和免疫原性,随着技术水平的突破和临床标准的不断完善,肿瘤疫苗有望成为肿瘤精准医疗时代的一类重要治疗方式。肿瘤疫苗未来将由通用性疫苗向个性化疫苗过渡,除单独使用肿瘤疫苗外,将肿瘤疫苗与其他肿瘤治疗方法相结合也是拓展肿瘤疫苗应用的关键,可以互相促进各自的抗肿瘤作用。

(一)技术路线

根据所含抗原组分或性质的不同,肿瘤疫苗可分为肽/蛋白疫苗、DC 疫苗、肿瘤细胞疫苗、病毒载体疫苗、核酸疫苗(图 2-1)[②]。

1. 肽/蛋白疫苗

肽/蛋白疫苗的主要成分是从肿瘤相关抗原中提取出的肽或蛋白,通常由计算机从大量肿瘤细胞抗原序列中筛选后经人工合成而得,绝大多数需要添加佐剂从而发挥作用。其结构含有高度特异的抗原表位,能被 DC 表面 I 类组织相容性复合体(major histocompatibility complex,MHC)识别,进而被呈递给 T 细胞使其激活并杀伤肿瘤细胞;部分肽/蛋白疫苗还含有能被巨噬细胞表面 II 类 MHC 识别的抗原表位,经巨噬细胞消化后被呈递给 $CD4^+$ T 细胞,辅助 $CD8^+$ T 细胞发挥功能;巨噬细胞还可以分泌肿瘤坏死因子 α(TNF-α)和干扰素 γ(IFN-γ),促进肿瘤细胞坏死和凋亡[③]。

---

① 闻玉梅. 治疗性疫苗[M]. 北京:科学出版社,2020.

② Butterfield LH.Cancer vaccines[J]. BMJ,2015,350:h988.

③ Park JH. Immune Microenvironment to Predict Response of Cancer Chemotherapy and Radiotherapy. In:Nakamura Y.(eds). Immunopharmacogenomics.[M]. Tokyo:Springer,2015:67-69.

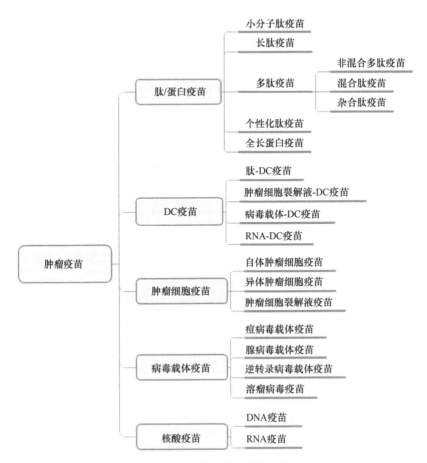

图 2-1　肿瘤疫苗的主要类型

肽/蛋白疫苗根据所含成分不同,可以分为小分子肽疫苗、长肽疫苗、多肽疫苗、个性化肽疫苗、全长蛋白疫苗。传统的小分子肽疫苗的肽链长度通常为 9～10 个氨基酸,仅含有单个 I 类 MHC 表位,不能激活 $CD4^+$ T 细胞,因此对 $CD8^+$ T 细胞发挥功能有所限制。长肽疫苗则将单个肽链的长度扩展到 23～45 个氨基酸,含有多个 I 类和 II 类 MHC 表位,可以提高 T 细胞的活化效率。多肽疫苗则是同时或分别给予多种肽分子,针对多个肿瘤抗原并产生相应的 $CD8^+$ T 细胞杀伤肿瘤,能进一步提高抗原反应的广度和患者生存率,根据其成分和接种方式可以进一步分为非混合多肽疫苗、混合肽疫苗和杂合肽疫苗。个性化肽疫苗是根据每位患者肿瘤相关抗原的个体差异性,单独设计针对性的抗原表位,以求达到更好的治愈效果[1]。全长蛋

---

[1] Park JH. Immune Microenvironment to Predict Response of Cancer Chemotherapy and Radiotherapy. In: Nakamura Y. (eds). Immunopharmacogenomics.[M]. Tokyo:Springer,2015:67-69.

白疫苗则是将全部肿瘤抗原蛋白提取后直接作为疫苗成分，可以节约设计抗原表位的时间和成本，但被 DC 识别和呈递的效率会有所降低。

2. DC 疫苗

DC 疫苗的主要成分是具有抗原呈递作用的 DC，通常由病人体内提取的 DC 经适当的人工处理和改造而得，通常不需要添加佐剂即可发挥作用。正常情况下，DC可以对周围的抗原物质进行采样和处理，但在肿瘤微环境中其功能往往受到抑制。但在体外通过人工操作，预先将肿瘤相关抗原成分与 DC 结合或使其活化后再注入体内，则可以跳过对肿瘤细胞的识别和处理过程。随后，DC 将抗原呈递给 $CD4^+$ T和 $CD8^+$ T 细胞[①]，再结合体内的免疫系统调节剂来引发下游免疫反应，包括激活 $CD8^+$ T 细胞使其成为特异性杀伤肿瘤细胞的细胞毒性 T 淋巴细胞（CTL）等过程，最终起到清除肿瘤细胞的作用。

DC 疫苗根据所含肿瘤相关抗原的组分不同，可以分为肽-DC 疫苗、肿瘤细胞裂解液-DC 疫苗、病毒载体-DC 疫苗、RNA-DC 疫苗等。目前，DC 疫苗的临床试验主要对患者采用个性化接种的方式，但也有相关实验正在开发体外培养的 DC 作为适用范围更广的疫苗成分。除了 DC 之外，还有部分免疫细胞（如外周血单个核细胞），能起到类似的抗原呈递作用，从而达到抗肿瘤效果，目前正处于实验室开发阶段。

3. 肿瘤细胞疫苗

肿瘤细胞疫苗的主要成分是自体或异体的完整肿瘤细胞或其裂解液，通常由患者体内提取出的肿瘤细胞经物理、化学或生物方法进行失活处理而得，通常需要添加佐剂从而发挥作用。由于肿瘤细胞含有所有类型的肿瘤特异性突变以及 Ⅰ 类和Ⅱ类 MHC 表位，因此不需额外设计和添加抗原成分来激活免疫反应。在接种肿瘤细胞疫苗后，由于其脱离了肿瘤微环境，更容易被免疫系统识别并清除，其死亡后暴露出的肿瘤相关抗原被 DC 处理和呈递，从而引发下游免疫反应，清除体内原有的肿瘤细胞。

肿瘤细胞疫苗根据来源不同，可以分为自体肿瘤细胞疫苗、异体肿瘤细胞疫苗、肿瘤细胞裂解液疫苗。异体肿瘤细胞疫苗又称肿瘤细胞系疫苗，是利用体外培养的肿瘤细胞系制成。异体肿瘤细胞疫苗不仅泛用性更广，还可以在灭活前先利用基因

---

① Palucka K，Banchereau J. Dendritic-cell-based therapeutic cancer vaccines[J]. Immunity，2013，39（1）：38-48.

工程手段对肿瘤细胞进行遗传修饰，为其添加有利于免疫反应的功能，如粒细胞-巨噬细胞集落刺激因子（GM-CSF）和共刺激因子等，从而提升治愈效果。

4. 病毒载体疫苗

病毒载体疫苗的主要成分是搭载编码肿瘤相关抗原的核酸序列的病毒载体，通常由天然存在的病毒通过基因工程改造得到，通常不需要添加佐剂即可发挥作用。由于病毒自身即为天然抗原，能够高效激活先天免疫并诱导免疫应答，从而增加呈递肿瘤抗原时的免疫应答。核酸序列从病毒载体释放后通过转染过程被细胞捕获，进而在细胞内转录、翻译和表达相关抗原，被 DC 识别和呈递，最终达到预防或治疗肿瘤的目的。另外，病毒载体本身通常经过重组改造，毒性已减弱或完全丧失并失去了正常的复制能力，因此在发挥作用后会被免疫系统完全清除。

病毒载体疫苗根据所使用的病毒载体不同，可以分为痘病毒载体疫苗、腺病毒载体疫苗、逆转录病毒载体疫苗、溶瘤病毒疫苗等。其中，溶瘤病毒是一类可以识别和感染肿瘤细胞而不影响正常细胞的病毒，包括某些疱疹病毒，通常用于非特异性肿瘤疫苗的开发。另外，还可以通过基因工程在病毒载体自身的基因序列上进行改造，表达适用范围更广的肿瘤相关抗原，或者表达细胞因子等免疫系统调节剂，以提高免疫系统的识别效率。除病毒载体外，还有利用大肠杆菌、李斯特菌、卡介苗中的结核杆菌或酵母作为载体的肿瘤疫苗，目前尚处于研发阶段。

5. 核酸疫苗

核酸疫苗的主要成分是编码肿瘤相关抗原的核酸序列，通常以测序得到的肿瘤相关抗原结构为模板人工合成而得，可以单独或配合佐剂使用。由于核酸序列不依赖病毒载体，因此被注入体内后可以直接通过转染过程进入细胞，并且可以更快地进行转录和翻译，从而在细胞表面表达肿瘤相关抗原，并被 DC 识别和呈递，最终激活下游的免疫反应[①]。

核酸疫苗根据所使用的成分不同，可以分为 DNA 疫苗和 RNA 疫苗。其中 RNA疫苗通常使用 mRNA 作为核酸序列，不需要进入细胞核进行转录，因此相比于 DNA疫苗，其发挥作用和清除速度更快，引发副作用的可能性更低。由于 mRNA 更容易降解，目前主要是通过增加序列修饰，如为其添加 5'端帽子结构、延长 3'端多聚腺苷酸尾部或增加内含子序列等；或者改进递送方法，如使用脂质纳米颗粒载体或者

---

① Sahin U，Türeci Ö. Personalized vaccines for cancer immunotherapy[J]. Science，2018，359（6382）：1355-1360.

佐剂等，来增强 mRNA 的稳定性。

不同技术路线的肿瘤疫苗在开发、生产、安全性、有效性和技术成熟度方面存在差异，如表 2-1 所示。

表 2-1　肿瘤疫苗技术路线对比

疫苗类型	概述	优点	缺点
肽/蛋白疫苗	主要成分是从肿瘤相关抗原中提取出的肽或蛋白，通常由计算机从大量肿瘤细胞抗原序列中筛选后经人工合成而得	表位特异性高、毒副作用低；生产方便、合成稳定；同种不同亚型的肿瘤之间以及不同个体之间治疗效果泛用性强	有效性受 MHC 表位识别效率影响较大；抗原本身免疫原性较小，引起的免疫应答较弱；比较依赖佐剂；设计新型表位的成本较高
DC 疫苗	主要成分是具有抗原呈递作用的 DC，通常由病人体内提取的 DC 经适当的人工处理和改造而得	获取方便，体外培养和改造技术相对成熟；在体外经过抗原预活化后免疫活性较高	需进行个体化设计和制备，对生产条件要求较高；个体间的治疗效果差异较大；体外抗原预活化技术尚不成熟，成功率较低
肿瘤细胞疫苗	主要成分是自体或异体的完整肿瘤细胞或其裂解液，通常由患者体内提取出的肿瘤细胞经物理、化学或生物方法进行失活处理而得	包含的肿瘤相关抗原类型全面；获取成本低；个体针对性强	肿瘤相关抗原表达低下，免疫原性低，识别难度大；比较依赖佐剂和辅助因子；异体治疗效果泛用性较差
病毒载体疫苗	主要成分是搭载编码肿瘤相关抗原的核酸序列的病毒载体，通常由天然存在的病毒通过基因工程改造而得	诱发的免疫应答较为全面和高效；可以通过修改核酸序列方便地构建多价疫苗	重复注射同种病毒载体时可能由于免疫系统产生病毒抗体影响治疗效果；病毒 DNA 有整合到细胞基因组的风险
核酸疫苗	主要成分是编码肿瘤相关抗原的核酸序列，通常以测序得到的肿瘤相关抗原结构为模板人工合成而得	生产成本低、速度快，合成稳定；可以通过修改核酸序列方便地构建多价疫苗；清除快、副作用小	核酸不稳定、易降解；DNA 有潜在的持续表达能力；外源 DNA 有整合到细胞基因组的风险；吸收效果受运送载体和佐剂的影响较大

（二）发展趋势

在过去的数十年间，肿瘤生物疗法的临床治疗方案在实验室和临床上已进行了大量的试验结果，取得了许多研究进展，尤其是在免疫检查点抑制剂治疗（如 PD-1/PD-L1 疗法）、免疫细胞治疗（如 CAR-T 疗法）、小分子靶向疗法（如格列卫）等方面取得了应用性较好的成果。但是，这些疗法针对实体瘤的疗效仍较为有限，而有望实现实体瘤治疗突破性进展的治疗性肿瘤疫苗备受瞩目。

随着技术发展，由于不同肿瘤类型、不同患者间癌症关键基因表达和突变情况存在广泛差异，肿瘤疫苗的未来发展趋势将由通用性肿瘤疫苗向个性化肿瘤疫苗过渡。体现在抗原成分上，则是由肿瘤相关抗原（TAA）向肿瘤特异性抗原（TSA）

过渡，两种抗原的差异包括：TSA 仅在肿瘤细胞上表达，而不在正常细胞上表达，如肝癌细胞表达的甲胎蛋白（AFP）；而 TAA 则在肿瘤细胞上高水平表达，且在正常细胞上也有少量低水平表达，例如，在黑色素瘤细胞和睾丸中均有表达的黑色素瘤相关抗原（MAGE）[①]。

目前，有两方面原因促进 TSA 的肿瘤疫苗逐渐成为未来研发的主要方向。第一，TAA 疫苗本身存在局限性。由于 TAA 会在正常细胞上表达，引发免疫反应后很可能导致自身免疫现象从而产生严重的副作用；并且作为体内原本存在的抗原，免疫系统对 TAA 通常具有很高的耐受性而影响治愈效果。第二，研发 TSA 疫苗的技术已经成熟。高通量测序技术和生物信息学领域的飞速发展，使得从肿瘤抗原中大规模筛选出免疫原性更为理想的 TSA 成为可能。随着精准医疗理念的不断发展，在未来针对患者开发个性化肿瘤疫苗是大势所趋[②]。

除优化肿瘤疫苗自身外，将肿瘤疫苗与其他肿瘤治疗方法结合也是拓展肿瘤疫苗应用的关键。例如，将肿瘤疫苗与传统治疗方式（手术、放疗和化疗）结合；肿瘤疫苗与免疫检查点抑制剂疗法（PD-1/PD-L1 抑制剂）结合；肿瘤疫苗与免疫系统调节剂疗法（细胞因子、共刺激因子）结合；肿瘤疫苗与减少免疫抑制措施（抑制或清除部分肿瘤诱导的白细胞功能）结合等[③]。将肿瘤疫苗与多种治疗方式联合使用，有望互相促进各自的抗肿瘤作用（图 2-2）。

肿瘤疫苗作为近年来新兴的一种免疫疗法，目前发展水平和临床应用还落后于其他几类免疫治疗方法，同时在技术层面也面临着一些挑战：①新型肿瘤抗原的预测难度大、成本高，目前仍是肿瘤疫苗设计的关键瓶颈；②可用于增强疫苗效力的佐剂种类较少，作用原理大多不明确，有待进一步研究和开发；③临床试验存在个体化接种差异，没有较通用的模型评价疫苗效力和患者预后水平，并且患者在接受疫苗治疗前通常已采取过多种传统治疗手段，对疫苗效力评估有潜在影响；④患者从接受诊断到注射疫苗，通常需要数月时间进行研发和生产，期间病情可能发生进展从而影响疫苗疗效。但总体而言，目前已有的绝大多数肿瘤疫苗已经受住了安全性和反应原性的考验，随着临床标准的不断完善和技术层面的突破，有望在未来成为肿瘤精准医疗大趋势下的一类重要的肿瘤治疗方式。

---

① CrownBio. Targeting Tumor-Associated Antigens and Tumor-Specific Antigens[EB/OL]. （2019-09-17）[2021-04-02]. https：//blog.crownbio.com/targeting-tumor-associated-antigens-and-tumor-specific-antigens

② Sahin U，Türeci Ö. Personalized vaccines for cancer immunotherapy[J]. Science，2018，359（6382）：1355-1360.

③ Butterfield LH. Cancer vaccines[J]. BMJ，2015，350：h988.

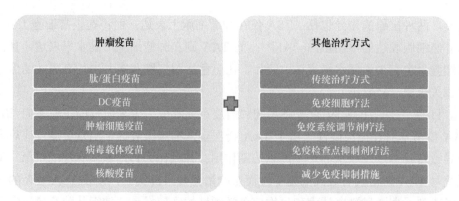

图 2-2　肿瘤疫苗可以与其他肿瘤治疗方法联合使用[1]

① Butterfield LH. Cancer vaccines[J]. BMJ，2015，350：h988.

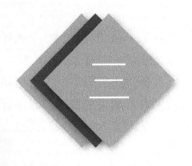

战略计划与投入

美国国家层面有多个针对癌症的研究计划，癌症研究起步较早，政府科研资助力度较大，希望通过联邦政府的资金支持加强癌症相关基础设施建设，强化研究实力，对研究主体和研究结果进行整合，加强临床转化能力。美国政府资助的肿瘤疫苗相关研究主要由美国国立卫生研究院下属的国立癌症研究所进行管理，资助对象以高校和医学研究中心为主，重视癌症和免疫机理研究、防治结合，以及疫苗的共用技术研究。

我国同样重视肿瘤诊防治研究，从 20 世纪 80 年代就开始进行癌症的科研技术攻关，"健康中国"战略也将"提高癌症的诊断和治疗能力、延长癌症患者的五年生存率"作为战略目标之一。我国"十三五"时期对癌症研究的科技计划更加完整全面，对基础研究、技术开发和产品研发的资助同时进行，与肿瘤疫苗开发相关的肿瘤学、免疫学、纳米科学、合成科学和精准医学研究也在持续、快速推进。

（一）美国

美国癌症相关科技研究起步较早，从国家层面整合研究资源，给予了大量研究经费支持。近年来，美国在癌症研究领域更加注重数据的共享与利用，并将其作为个性化癌症诊断与治疗的基础。同时，重视研究网络的建设，以更好地整合研究资源和成果。其中，肿瘤疫苗作为一项重要的癌症免疫治疗前沿技术，相关研究资助规模较大。

1. 国家科技战略布局较早

与癌症相关的研究和药品研发一直是美国医学科技的重要发展方向。早在 1971 年，时任美国总统尼克松就颁布了《国家癌症法案》（National Cancer Act）并成立美国国立癌症研究所（National Cancer Institute，NCI），正式与美国 70 年代死亡原因排名第二的癌症"开战"。半个多世纪以来，美国癌症研究工作不断取得突破。

2016 年 1 月，美国启动"癌症登月计划"（Cancer Moonshot），加速癌症领域研究与临床试验工作，时任副总统拜登是该计划的主导人，并出任计划特别小组总负责人，小组成员分别来自美国国立卫生研究院、国防部、商务部、卫生和公共服务部、能源部、退伍军人事务部、食品和药品管理局、国家科学基金会等部门。取名为"癌症登月计划"一方面体现出癌症研究本身的困难性与长期性，另一方面也体现了美国政府对推动癌症研究的决心。

2016 年 2 月，美国白宫宣布向 NIH 拨款 1.95 亿美元作为计划内研究经费。同年 12 月，美国国会通过《21 世纪治愈法案》（21st Century Cures Act），向国立癌症研究所提供 18 亿美元在此后的 7 年中用于"癌症登月计划"研究，其中 2017 年、2018 年经费均为 3 亿美元，2019 年为 4 亿美元，2020 年为 1.95 亿美元。该计划的主要研究方向包括构建癌症数据生态网络，建立癌症免疫治疗研究转化网络，开展癌症耐药性研究，强化癌症的预防与早期诊断等。该计划也与 2015 年的"精准医学计划"（Precision Medicine）相互呼应，后者致力于推动个体化基因组学研究，依据个人基因信息为癌症及其他疾病患者制定个体医疗方案，首年拨付的 2.15 亿美元预算中就有 7000 万美元用于探索癌症诱发相关基因。

此外，美国也将生物技术视为重点部署中的发展方向，将生物医药产业作为新的经济增长点，实施"生物技术产业激励政策"，持续增加对生物技术研发和产业化的投入。美国白宫于 2012 年发布了《国家生物经济蓝图》（National Bioeconomy Blueprint），指出未来的生物经济依赖于合成生物学、蛋白组学、生物信息学等新兴技术的开发应用，并提出要加大生物学领域研究和开发的资金支持力度，促进生物学相关成果从实验室向市场的转化。《美国 2022 财年发展与创新预算的优先事项与跨领域行动备忘录》（*Fiscal Year 2022 Administration Research and Development Budget Priorities and Cross-cutting Actions*）中将"公共卫生安全与创新"作为优先研发事项，具体方向包括加强诊断、疫苗、治疗方法、生物医学和生物技术研究等，研究主题包括药物和非药物干预、个性化医疗、疫苗学与诊疗学技术与工业等。

2. 重视科技研究投入

美国联邦政府在肿瘤疫苗及相关领域的资助规模呈波动上升，2016～2018 年达到峰值，资助方向主要包括肿瘤免疫机制、疫苗技术研发、肿瘤微环境和免疫治疗等，资助对象以高校和医学研究中心为主。与政府投入的基础性研究相比，应用研究与产品化所需的研发经费规模更大，这部分研发主要由企业进行。

美国对医疗的科研投入主要来自 NIH，它隶属于美国卫生与公共服务部（United States Department of Health and Human Services，HHS），负责 90% 以上由美国政府主导的医学科研经费管理。NIH 每年会制定项目规划和经费预案，获得白宫和国会通过以后，经费将由 NIH 综合办公室（OD）及下设的预算办公室（OB）依据本年度科研项目规划协调分配给 27 个按专业领域和职能划分的下属研究机构/中心（IC），由各 IC 直接负责项目的资助与管理。在 NIH 项目数据库（Research Portfolio Online Reporting Tools，RePORT）可以检索由 NIH 及其下属机构资助的肿瘤疫苗及相关领域项目情况。

2011～2020 年，NIH 共资助肿瘤疫苗及相关领域项目 4222 项，资助金额超过

23 亿美元。从资助项目数量和金额来看，2011～2015 年，每年资助项目数量在 300 个左右，资助金额约 1.6 亿美元。2016～2017 年肿瘤疫苗的项目数量和资助金额出现大幅增长，2017 年达到峰值，资助项目 628 个，资助金额达 3.6 亿美元。此后 3 年间，资助项目数量和金额略有回落，平均每年资助约 500 个项目，资助金额约 2.6 亿美元（图 3-1）。

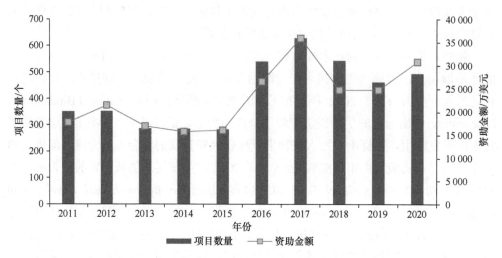

图 3-1 NIH 资助肿瘤疫苗及相关领域项目年度分布

从项目管理的下属机构可以宏观了解 NIH 资助的肿瘤疫苗主要研究方向。美国国立癌症研究所支持的项目最多，项目数量超过项目总量的 69%。美国国立变态反应与感染性疾病研究所、美国国立综合医学研究所、美国国立心、肺、血液病研究所、美国国立生物医学影像学与生物工程学研究所等下属机构也对肿瘤疫苗研究进行项目支持，可以侧面反映出美国政府资助的肿瘤疫苗的研究主要集中在癌症研究方向，与其他免疫和感染性疾病的研究存在交叉，生物技术与疫苗开发方面研究数量不多（表 3-1）。

从项目研究角度来看，肿瘤疫苗资助项目主要研究方向包括癌症研究、免疫研究、疫苗开发研究和生物技术研究。从项目所针对的疾病来看，乳腺癌、脑瘤、宫颈癌、前列腺癌、肺癌、胰腺癌、卵巢癌、直结肠癌、儿科癌症和肝癌为肿瘤疫苗研究较多的疾病方向。此外，标签词中仍出现预防（prevention）、艾滋病（HIV/AIDS）、传染病（infectious disease）等词，这也说明癌症的预防与治疗经常同时开展，且疫苗技术存在通用性，可同时运用在多个类型的疾病防治中（表 3-2）。

表 3-1　资助肿瘤疫苗相关领域项目的美国国立卫生研究院下属研究机构/中心排名

序号	资助 IC	项目数量/个	序号	资助 IC	项目数量/个
1	美国国立癌症研究所（NCI）	2918	14	美国国立环境卫生研究所（NIEHS）	10
2	美国国立变态反应与感染性疾病研究所（NIAID）	687	15	美国国立儿童健康与人类发育研究所（NICHD）	10
3	美国国立综合医学研究所（NIGMS）	118	16	美国国立少数民族健康与健康水平差别研究中心（NIMHD）	10
4	美国国立心、肺、血液病研究所（NHLBI）	80	17	美国国立卫生研究院临床中心（CC）	8
5	美国国立生物医学影像学与生物工程学研究所（NIBIB）	64	18	美国国立研究资源中心（NCRR）	7
6	美国国立糖尿病消化与肾病研究所（NIDDK）	55	19	美国国立补充与替代医学中心（NCCAM）	6
7	美国国立老化研究所（NIA）	53	20	美国国立耳聋与其他交流障碍性疾病研究所（NIDCD）	5
8	院长办公室（OD）	49	21	美国国立医学图书馆（NLM）	5
9	美国国立神经病学与中风研究所（NINDS）	48	22	信息技术中心（CIT）	3
10	美国国立口腔与颅面研究所（NIDCR）	37	23	美国国立转化医学中心（NCATS）	3
11	美国国立药物滥用研究所（NIDA）	18	24	国际中心（FIC）	2
12	美国国立关节肌肉骨骼及皮肤病研究所（NIAMS）	14	25	美国国立精神卫生研究所（NIMH）	1
13	美国国立人类基因组研究所（NHGRI）	11	合计		4222

表 3-2　NIH 资助肿瘤疫苗癌症领域标签词数量

序号	肿瘤/癌症标签词	标签词数量/个
1	乳腺癌（breast cancer）	278
2	脑瘤（brain cancer）	191
3	宫颈癌（cervical cancer）	173
4	前列腺癌（prostate cancer）	149
5	肺癌（lung cancer）	120
6	胰腺癌（pancreatic cancer）	118
7	卵巢癌（ovarian cancer）	117
8	直结肠癌（colo-rectal cancer）	101
9	儿科癌症（pediatric cancer）	99
10	肝癌（liver cancer）	42

NIH 的 4222 个项目中，院内研究项目 572 个，占项目总数的 13.55%，院外项目 3650 个，资助 268 家机构开展肿瘤疫苗及相关领域研究工作。从获资助项目机构类别来看，高校、医学研究中心和高校附属医疗机构是主要的资助对象。加州大学（系统）获得该领域项目数量最多，占到院外项目总数的 4.9%，其中又以加州大学圣迭戈分校、洛杉矶分校和旧金山分校获得的项目数量较多。其他获得项目较多的高校还包括约翰斯·霍普金斯大学、匹兹堡大学、杜克大学、宾夕法尼亚大学、得克萨斯大学等，梅奥医学中心和丹娜法伯癌症研究所、福瑞德·哈金森癌症研究中心、纪念斯隆-凯特琳癌症中心等全球知名的癌症研究机构也是 NIH 项目的重点资助对象（表 3-3）。NIH 项目资助的企业较少，61 个企业获得共计 120 个项目，仅占到项目总量的 2.8%。

表 3-3 NIH 肿瘤疫苗领域项目资助的前 15 位机构

排名	机构名称	项目数量/个	资助金额/万美元
1	加州大学	179	6478
2	约翰斯·霍普金斯大学	177	8757
3	匹兹堡大学	141	5467
4	杜克大学	133	5160
5	宾夕法尼亚大学	118	6269
6	得克萨斯大学	101	6323
7	梅奥医学中心	100	5562
8	丹娜法伯癌症研究所	92	4566
9	福瑞德·哈金森癌症研究中心	91	6194
10	纪念斯隆-凯特琳癌症中心	91	5743
11	北卡罗来纳大学	91	3547
12	罗斯维尔帕克癌症研究所	81	3971
13	密歇根大学	57	1967
14	威斯康星麦迪逊大学	56	2273
15	斯坦福大学	53	2075

（二）中国

癌症是我国人口的主要死因之一，每年新发病例数随人口的增长及老龄化而不断攀升，年新发病例已达到 400 万例以上，给我国造成严重的疾病负担。近年来，我国医学科技水平不断提升，人民对卫生与健康需求日益强烈，国家对癌症领域研究的宏观规划和顶层设计也在逐步完善，科技计划布局持续优化。虽然我国疫苗相关研究总体规模还较小，肿瘤疫苗技术在我国属于起步较晚的新兴技术，但资助体系正在不断完善。

1. 国家顶层设计不断完善

我国长期重视从宏观层面规划发展癌症的诊防治技术，早在 1982 年《中华人民共和国国民经济和社会发展第六个五年计划》中就明确指出要开展癌症防治的技术攻关。经过几十年发展，我国肿瘤与癌症科研体系逐渐完善，科技创新能力不断提升。

"十三五"时期，我国继续强化癌症领域科研布局，在 2016 年发布的《"健康中国 2030"规划纲要》和 2017 年印发的《"十三五"卫生与健康规划》中都明确提出，要实施慢性病综合防控战略，对重点癌症开展早诊早治工作，推动癌症等慢性病的机会性筛查，实现全人群、全生命周期的慢性病健康管理，提高癌症的 5 年生存率。2019 年发布的《国务院关于实施健康中国行动的意见》在前期规划文件的基础上，进一步提出战略规划的实施意见，要求实施癌症防治行动，提出倡导积极预防癌症，推进早筛查、早诊断、早治疗，降低癌症发病率和死亡率，提高患者生存质量，加强癌症防治科技攻关，加快临床急需药物审评审批等任务。

2017 年，国务院办公厅印发《中国防治慢性病中长期规划（2017—2025 年）》，从国家层面再一次发出针对包括癌症在内的慢病防治战略规划，提出一系列慢病防治指标，并做出要强化规范诊疗，提高治疗效果，增强科技支撑，促进监测评价和研发创新的要求。文件提出以信息、生物和医学科技融合发展为引领，加强慢性病防治基础研究、应用研究和转化医学研究，统筹优势力量，推进慢性病致病因素、发病机制、预防干预、诊疗康复、医疗器械、新型疫苗和创新药物等研究，重点突破精准医疗、"互联网+"健康医疗、大数据等应用的关键技术，支持基因检测等新技术、新产品在慢性病防治领域推广应用。

2. 国家科技投入变化较大

中国对于肿瘤疫苗及相关领域的资助主要来自国家自然科学基金、国家重点研发计划的"精准医学研究"和"重大慢性非传染性疾病防控研究"等专项，以及"重大新药创制"、"艾滋病和病毒性肝炎等重大传染病防治"国家科技重大专项（表3-4），总体资助项目数量和经费投入随国家科技项目投入呈现周期性波动变化。

表 3-4　中国肿瘤疫苗主要资助途径

计划项目	专项名称/学科分类	资助方向
国家自然科学基金	医学科学部、生命科学部、化学科学部等	肿瘤学、医学免疫学、生物免疫学、药物学和血液系统等
国家重点研发计划	精准医学研究、重大慢性非传染性疾病防控研究等	癌症治疗技术、疫苗合成、癌症分子分型、纳米制药技术等
国家科技重大专项	重大新药创制 艾滋病和病毒性肝炎等重大传染病防治	疫苗开发、关键技术与生产工艺改进

（1）国家自然科学基金

国家还通过国家自然科学基金给予肿瘤疫苗及相关领域研究经费支持，支持的研究方向包括肿瘤生物治疗、肿瘤免疫、疫苗及佐剂的制备等。

十年来，国家自然科学基金对肿瘤疫苗及相关领域资助总额约为 1.98 亿元，资助项目数量为 418 个，项目主要来自医学科学部和生命科学部。具体来看，资助金额呈现周期性变化，在 2011 年出现明显的增长，这与我国自然科学基金自 2011 年起大幅增加投入有关，此后该领域资助金额呈现波动变化，在 2015 年项目数量和资助金额均出现明显下降，而 2020 年受到新型冠状病毒肺炎疫情影响，国家对以疫苗为代表的医学研究重视程度增加，肿瘤疫苗相关研究项目数量和资助金额也有所上升（图 3-2）。

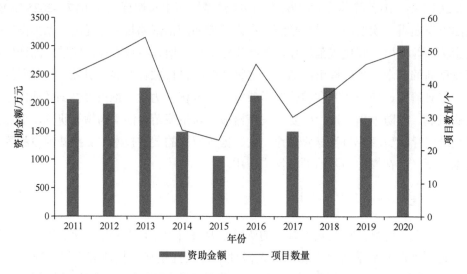

图 3-2　2011～2020 年度国家自然科学基金对肿瘤疫苗相关研究的项目资助情况

注：数据来源于国家自然科学基金委员会科学基金网络信息系统，编写组整理

从课题申请代码来看，肿瘤学（H16）、医学免疫学（H10）、免疫学（C08）、药物学（H30）和血液系统（H08）为主要资助的研究方向。其中在肿瘤学研究中，又以消化系统肿瘤、神经系统肿瘤、泌尿系统肿瘤、女性生殖系统肿瘤和淋巴瘤等子领域的项目数量较多。此外，从项目题目还可以看出疫苗免疫机制与效果、肿瘤微环境对免疫作用的影响和溶瘤病毒研究等研究是研究热点方向。

从获得项目的机构来看，国家自然科学基金资助肿瘤疫苗研究以附属医院研究能力较强的高校和医学院校为主体（表3-5），研究方向偏重作用机理、机制探索和应用效果研究。

表3-5 国家自然科学基金资助肿瘤疫苗研究机构情况

序号	机构	金额/万元	项目数量/个
1	中山大学	1289.1	25
2	华中科技大学	753.8	19
3	中国医学科学院	712	18
4	浙江大学	1147.5	16
5	南京大学	550.5	13
6	中国人民解放军空军军医大学	579	12
7	北京大学	560	12
8	四川大学	522	12
9	中国人民解放军海军军医大学	455	12
10	徐州医科大学	426	11
11	复旦大学	793.5	10
12	中国人民解放军陆军军医大学	373	10
13	山东大学	337.5	10
14	上海交通大学	361	9
15	郑州大学	450	8

（2）国家重点研发计划

国家重点研发计划设立于2016年，是国家针对关乎国计民生的重大社会公益性问题，以及事关产业核心竞争力、整体自主创新能力和国家安全的重大科学技术问题，突破国民经济和社会发展主要领域技术瓶颈所设立的科技研发计划，其下设的多个重点专项在"十三五"时期对肿瘤疫苗及相关研究方向进行资助，据统计共资助项目54个，资助金额已超过6亿元，单个项目资助金额在289万～3427万元。

从研究方向来看，"精准医学研究"重点专项设立于2016年，旨在突破新一代生命组学临床应用技术和生物医学大数据分析技术，建立创新性的大规模研发疾病预警、诊断、治疗与疗效评价的生物标志物、靶标、制剂的实验和分析技术体系。该专项是目前资助肿瘤疫苗相关研究最多的重点专项，主要侧重肿瘤的分子分型与个体化治疗方向的研究资助。另外一个重点专项"重大慢性非传染性疾病防控研究"同样设立于 2016 年，是为支持心脑血管疾病、恶性肿瘤、慢性阻塞性肺疾病（慢阻肺）、糖尿病和神经精神疾病等重大慢病研究而设立的，该专项对肿瘤疫苗研究的支持主要聚焦于免疫治疗新技术等（图 3-3）。

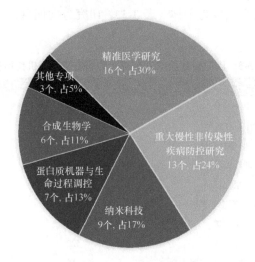

图 3-3　国家重大研发计划下设重点专项对肿瘤疫苗及相关领域资助情况
注：数据来源于国家科技管理信息系统公众服务平台，编写组整理

此外，纳米科技、蛋白质机器与生命过程调控、合成生物学等重点专项也从不同研究角度对肿瘤疫苗及相关领域研究进行了项目资助。

国家重大研发计划投入经费和项目数量随计划时间变化而变化。2016 年为国家重点研发计划立项首年，资助项目较多，对肿瘤疫苗领域研究项目的资助总量也是最多的一年，此后 2018 年国家增设多个重点专项，使该年资助项目数量又出现一个小的高峰，2019～2020 年随着部分重点专项停止立项或投入收紧，肿瘤疫苗领域的研究项目也随之减少。

获得资助的肿瘤疫苗相关项目研究方向包括肿瘤免疫机制、免疫治疗技术、肿瘤分子分型、肿瘤微环境、纳米递送系统等，资助对象包括高等院校、企业和医疗卫生机构。

（3）国家科技重大专项

自 2008 年起，我国设立国家科技重大专项，旨在实现国家目标，通过核心技术突破和资源集成，在一定时限内完成重大战略产品、关键共性技术和重大工程，是我国科技发展的重中之重，对提高我国自主创新能力、建设创新型国家具有重要意义。其中，"重大新药创制"和"艾滋病和病毒性肝炎等重大传染病防治"两个与生物医药领域相关的专项在我国重大品种研发、创新体系建设、医药产业发展、国产药品国际化等方面起到了重要推动作用。

"重大新药创制"科技重大专项针对严重危害我国人民健康的 10 类（种）重大疾病（恶性肿瘤、心脑血管疾病、神经退行性疾病、糖尿病、精神性疾病、自身免疫性疾病、耐药性病原菌感染、肺结核、病毒感染性疾病，以及其他常见病和多发病），重视儿童和罕见病用药，围绕新药研发和产业化过程中的重大科技问题展开，致力于突破一批制约新药创制的核心关键技术，产出一批具有重大临床价值的创新成果和临床亟需的化学药、中药和生物药，基本形成具有特色的国家药物创新体系。在疫苗领域，该专项支持的研究包括开展新疫苗安全性评价技术研究、采用新型重组载体等新技术、基于新佐剂疫苗研发、联合疫苗及免疫规划疫苗的研发，以及疫苗、抗体、重组蛋白和多肽药等生物药开展生产工艺优化、国际临床研究、国际认证，恶性肿瘤等的个性化抗体药物、小分子靶向药物研究等。

"艾滋病和病毒性肝炎等重大传染病防治"科技重大专项以全面提高我国重大传染病的预防、诊断、治疗和控制水平，完善国家传染病综合防控、应急处置和科学研究三大技术支撑体系为目标，开展艾滋病、病毒性肝炎等重大传染病防治体系构建，研发传染病诊断、预防和防护产品，制定适合我国国情的重大传染病临床治疗方案和防控策略，建立传染病防治技术平台，为降传染病低发病率、病死率，应对重大突发疫情提供科技支撑，在疫苗方面主要支持针对传染性疾病的疫苗技术研发。

肿瘤疫苗科学研究

对科技论文集进行分析，其结果可以反映一个领域的科学研究态势。对 WOS 数据库[①]收录的肿瘤疫苗领域科技论文进行分析，可以展示该领域的科学研究规模及趋势[②]、科学研究质量[③]、主要研究机构和研究热点，了解该领域的全球发展现状及趋势。

对于全球肿瘤疫苗领域科学研究，通过全球分析和国际比较，我们做出以下判断：

一是全球肿瘤疫苗领域科学研究活跃，超过一半成果出现在近十年，美国引领全球，中国紧随其后且在近十年增长迅速，其他国家相比之下规模尚小。

二是全球肿瘤疫苗领域产出的高质量成果逐年积累，美国成果质量普遍较高且顶尖成果最多，中国虽已积累了少量顶尖成果但普遍质量不高。

三是全球肿瘤疫苗领域科学研究主要集中于黑色素瘤、宫颈癌、前列腺癌、结直肠癌和乳腺癌的治疗，其中，黑色素瘤疫苗相关研究一直较活跃，结直肠癌疫苗相关研究增长最为明显。

四是全球肿瘤疫苗领域科学研究以美国国立卫生研究院、加州大学、哈佛大学等高校和科研院所占据主导地位，领先机构研究规模大且质量高；中国肿瘤疫苗领域的科学研究以中国科学院、四川大学和中国医学科学院北京协和医学院等高校和科研院所占据主导地位。与全球领先机构相比，中国领先机构研究规模较小且质量有待进一步提升。

（一）研究规模及趋势

论文是科学研究的主要产出成果之一，其数量可以在一定程度上反映科学研究规模。本部分展示全球及各国在肿瘤疫苗领域的科技论文数量及年度变化趋势，从而以期判断全球及各国在该领域的科学研究规模及趋势。

全球肿瘤疫苗领域科学研究活跃，超过一半成果出现在近十年。美国在肿瘤疫苗领域的科学研究规模领跑全球，中国紧随其后，其他国家与之相比差距较大。美国在肿瘤疫苗领域的研究起步较早，中国虽起步较晚但近十年增速快，与美国差距逐年缩小。

---

① WOS 数据库收录期刊质量较高，适用于涉及生物学、免疫学和临床医学的肿瘤疫苗领域的文献分析。
② 用于科技研究规模及趋势分析的论文集合覆盖 1970～2020 年的数据，检索日期为 2020 年 10 月 14 日。
③ 受制于 WOS 数据库分析时段设置，用于论文数量、总被引频次和篇均被引频次分析的论文集合覆盖 1970～2020 年的数据，用于高被引论文量和高被引论文比例分析的论文集合覆盖 2010～2020 年的数据。

1. 全球肿瘤疫苗领域科学研究活跃，超过一半成果出现在近十年

1970～2020 年，全球肿瘤疫苗领域的科学研究论文约 1.4 万篇（13 555 篇），其中近十年[①]7223 篇（占 53.29%），复合增长率为 3.54%。从图 4-1 全球历年论文数量变化来看，1991 年是该领域论文数量明显增多的拐点。1991 年，Threrry Boon 实验室发现第一个人类肿瘤特异性抗原（tumor specific antigen，TSA）MAGE-1，此后，随着免疫生物学的进展和人类基因组图的完成，瘤苗和主动特异性免疫治疗（active specific immunotherapy，ASI）研究取得重大进展，肿瘤疫苗相关科技论文数量明显增长。经过 20 余年的积累，基础研究不断取得突破，推动该技术逐渐成熟，2010 年 4 月，美国食品药品监督管理局批准 Provenge（Sipuleucel-T）用于治疗晚期前列腺癌，标志着该技术正式进入临床应用。自此之后，有关肿瘤疫苗新技术及新适应证的研究不断增多，论文数量继续保持快速增长态势。

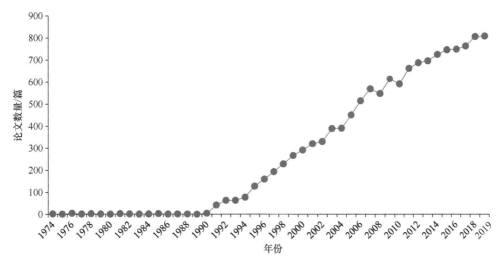

图 4-1　全球肿瘤疫苗领域论文数量年度分布（1974～2019 年）

注：受制于检索时间（2020 年 10 月 14 日）且数据库收录存在延迟，2020 年数据不全，图中未展示

2. 美国在肿瘤疫苗领域的科学研究规模领跑全球，中国紧随其后，其他国家相比之下差距较大

1970～2020 年，全球肿瘤疫苗领域的科学研究论文约 1.4 万篇（13 555 篇），

_____

① 受制于检索时间（2020 年 10 月 14 日）且数据库收录存在延迟，2020 年数据低于实际值，近十年取 2010～2019 年。

排名前 10 位的国家依次是美国、中国、德国、日本、英国、意大利、法国、加拿大、荷兰和韩国，其中美国引领全球（6103 篇，占 45.02%），中国紧随其后（2047篇，占 15.10%），其余 8 个国家的论文数量总和不足美国一个国家的产出（5466 篇vs 6103 篇），中国约为美国的 1/3（2047 篇 vs 6103 篇）（图 4-2）。换言之，全球肿瘤疫苗领域科技论文平均每 2 篇中有 1 篇即为美国机构参与发表，平均每 6 篇中有1 篇为中国机构参与发表。

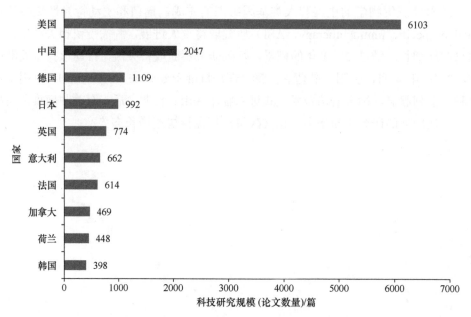

图 4-2　全球肿瘤疫苗领域论文数量排名前 10 位的国家（1970～2020 年）

注：受制于检索时间（2020 年 10 月 14 日）且数据库收录存在延迟，2020 年数据低于实际值

3. 美国在肿瘤疫苗领域的研究起步较早，中国虽起步较晚但近十年增速快，与美国差距逐年缩小

如图 4-3 所示，美中两国论文数量分别于 1990 年和 2003 年出现拐点，表明中国肿瘤疫苗相关研究起步较美国晚，之后两国论文数量呈波动增长且曲线走势大体一致。近十年，中国在肿瘤疫苗领域的论文数量复合增长率为 8.54%，高于美国（2.08%），也高于全球平均水平（3.54%）。从历年论文数量对比来看（表 4-1），中国在肿瘤疫苗领域的论文数量逐年趋近美国，2010 年发表的论文数量约为美国的1/3，到 2019 年已经相当于美国的 62.37%，两国之间差距越来越小。

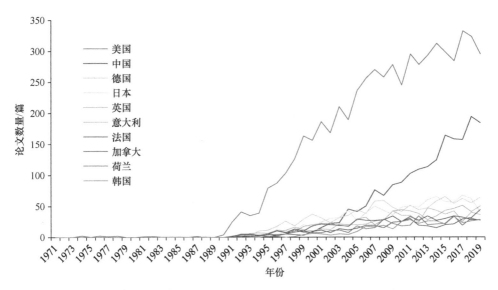

图 4-3　各国肿瘤疫苗领域论文数量年度分布（1971～2019 年）

注：受制于检索时间（2020 年 10 月 14 日）且数据库收录存在延迟，2020 年数据不全，图中未展示

表 4-1　美中两国在肿瘤疫苗领域的论文数量对比（2010～2019 年）

年份	2010 年	2011 年	2012 年	2013 年	2014 年	2015 年	2016 年	2017 年	2018 年	2019 年
美国/篇	245	295	278	293	312	298	284	332	323	295
中国/篇	88	102	109	113	124	164	158	157	194	184
中国/美国比值	35.92%	34.58%	39.21%	38.57%	39.74%	55.03%	55.63%	47.29%	60.06%	62.37%

（二）研究质量

科技论文总被引频次、篇均被引频次、高被引论文数量和高被引论文比例均可在一定程度上反映科学研究的成果质量。总被引频次是指某集合中所有论文的被引用次数之和，篇均被引频次是指某集合中所有论文的平均被引用次数，这一指标可以反映该集合论文的平均质量。高被引论文是指 WOS 数据库中被引频次在当年同一领域论文中排前 1%的论文，高被引论文比例是指在所有论文中高被引论文所占比例，这两个指标可以衡量顶尖成果产出量，与篇均被引频次互为补充，以反映科学研究成果质量。

总体来看，全球肿瘤疫苗领域产出的顶尖成果逐年积累，美国研究质量普遍较高且顶尖成果最多，中国虽积累了少量顶尖成果但普遍质量较低。

1. 全球肿瘤疫苗领域产出的高质量科学研究成果逐年积累

2010～2020 年，全球肿瘤疫苗领域的高被引研究论文共计 129 篇，占该时间段该领域论文总量（7913 篇）的 1.63%，即每 100 篇论文中约有 2 篇高被引论文。从高被引论文的年度分布来看，各年差距不大，均保持在 10 篇左右（图 4-4）。

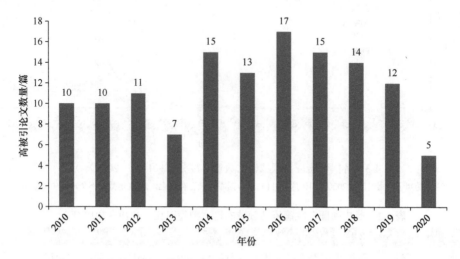

图 4-4 全球肿瘤疫苗领域高被引论文数量年度分布（2010～2020 年）
注：受制于检索时间（2020 年 10 月 14 日）且数据库收录存在延迟，2020 年数据低于实际值

2. 美国肿瘤疫苗领域科学研究质量普遍较高且顶尖成果最多，中国积累了少量顶尖成果但平均质量较低

美国科学研究质量普遍较高，中国科学研究质量较低。从 1970～2020 年发表的科技论文的总被引频次来看，美国科技论文的总被引频次是 283 783，排全球首位；中国科技论文的总被引频次是 36 996 次，远低于美国。从篇均被引频次来看，美国每篇论文平均被引用 46.50 次，中国每篇论文平均被引用 18.07 次，与美国差距明显（表 4-2）。

美国科学研究顶尖成果最多，中国积累了少量顶尖成果。从 2010～2020 年的高被引论文数量来看，全球肿瘤疫苗领域共有高被引论文 129 篇，其中约八成有美国机构参与（105 篇，占 81.40%），仅一成有中国机构参与（12 篇，占 9.3%）。中美对比来看，中国高被引论文数量约为美国的 1/10（11.43%）（表 4-2）。

美国顶尖成果比例明显高于中国。从 2010～2020 年的高被引论文比例来看，美国平均每 100 篇论文中约有 3 篇高被引论文（论文共计 3183 篇，其中高被引文 105 篇，占 3.30%），中国平均每 100 篇论文中仅有不到 1 篇高被引论文（论文共计 1583 篇，其中高被引论文 12 篇，占 0.76%）（表 4-2）。

表 4-2　肿瘤疫苗领域论文数量排名全球前 10 位国家的综合发文情况

国家	论文数量		总被引频次		篇均被引频次		高被引论文量		高被引论文比例	
	数量/篇	排名	频次	排名	频次/（次/篇）	排名	数量/篇	排名	占比	排名
美国	6 103	1	283 783	1	46.50	5	105	1	3.30%	6
中国	2 047	2	36 996	4	18.07	9	12	5	0.76%	9
德国	1 109	3	47 574	2	42.90	6	26	2	4.45%	3
日本	992	4	25 104	8	25.31	8	6	8	1.02%	7
英国	774	5	37 225	3	48.09	4	21	3	4.61%	2
意大利	662	6	21 509	9	32.49	7	9	7	0.77%	8
法国	614	7	35 173	6	57.29	3	16	4	4.97%	1
加拿大	469	8	27 690	7	59.04	2	12	5	4.08%	5
荷兰	448	9	35 264	5	78.71	1	21	3	4.15%	4
韩国	398	10	6 734	10	16.92	10	2	10	0.68%	10

注：①受制于 WOS 数据库分析时段设置，论文数量、总被引频次和篇均被引频次的时间范围是 1970～2020 年，高被引论文量和高被引论文比例的时间范围是 2010～2020 年。②同一篇文章可能由不同国家合作发表，因此可能被同时计入多个国家。

（三）研究热点

本部分对论文集合中的高频关键词进行分析，识别全球在肿瘤疫苗领域的研究热点。全球范围内，黑色素瘤疫苗研究论文数量最多，且长期保持着较高的研究热度，除此之外，宫颈癌疫苗、前列腺癌疫苗、结直肠癌疫苗和乳腺癌疫苗也是当前研究热点，其中结直肠癌疫苗研究增长最快，近十年文献数量增速达 15.53%。

1. 全球肿瘤疫苗领域科学研究要集中于黑色素瘤、宫颈癌、前列腺癌、结直肠癌和乳腺癌的治疗

全球肿瘤疫苗领域论文数量研究的肿瘤排名前 10 位的分别为黑色素瘤、宫颈癌/肿瘤、前列腺癌/肿瘤、结直肠癌/肿瘤、乳腺癌/肿瘤、淋巴瘤/白血病、膀胱癌/肿瘤、肺癌/肿瘤和肾癌/肿瘤，其中治疗黑色素瘤（755 篇）、宫颈癌/肿瘤（398）、前列腺癌/肿瘤（365 篇）、结直肠癌/肿瘤（331 篇）和乳腺癌/肿瘤（315 篇）的肿瘤疫苗相关论文数量均超过 300 篇（图 4-5）。

黑色素瘤是一种恶性皮肤癌，发病率和死亡率相对较低，白种人较其他有色人种发病率较高，治疗方式主要包括手术治疗、放疗、化疗、分子靶向药物和免疫治疗等。

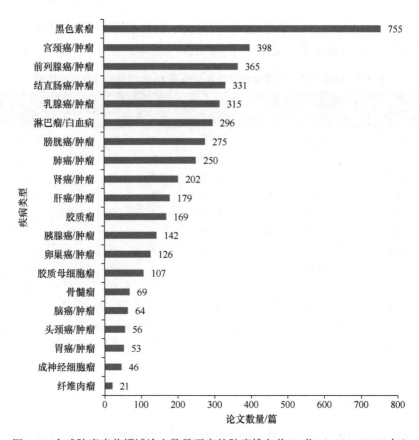

图 4-5　全球肿瘤疫苗领域论文数量研究的肿瘤排名前 20 位（1974～2020 年）

宫颈癌在 2020 年全球新发癌症中排名第 7 位，在癌症死亡人数排名中居第 9 位，在 2020 年全球女性新发癌症和癌症死亡人数排名中均为第 4 位。防治措施主要包括通过接种人乳头瘤病毒疫苗进行预防、筛查和治疗癌前病变，以及管理浸润性宫颈癌，包括获取姑息治疗。

前列腺癌在 2020 年全球新发癌症中排名第 4 位，在癌症死亡人数排名中居第 8 位，在 2020 年全球男性新发癌症中排名第 2 位，男性癌症死亡人数排名中位居第 5 位。治疗方式主要包括手术治疗、激素疗法、化疗、放疗等常规疗法，以及免疫检查点阻断疗法和前列腺癌疫苗等免疫疗法。

结直肠癌在 2020 年全球新发癌症中排名第 3 位，在癌症死亡人数排名中居第 2 位。治疗方式主要包括药物治疗、手术治疗、放疗、化疗和免疫检查点抑制剂治疗。

乳腺癌是 2020 年全球发病率最高的癌症，在癌症死亡人数排名中居第 5 位，在 2020 年全球女性新发癌症和癌症死亡人数排名中均位居第一位。治疗方式主要包括化疗、内分泌治疗、靶向治疗、手术治疗和放疗等。

2. 黑色素瘤疫苗相关研究一直较活跃，结直肠癌/肿瘤疫苗相关研究增长最为明显

黑色素瘤疫苗相关研究一直较活跃，相关论文平均每年约 16 篇（16.06 篇）。如图 4-6 所示，黑色素瘤疫苗相关研究明显多于其他类型肿瘤疫苗。宫颈癌疫苗、前列腺癌疫苗相关论文平均每年约 8 篇（8.47 篇、7.77 篇），结直肠癌疫苗和乳腺癌疫苗相关论文平均每年约 7 篇（7.04 篇，6.70 篇）。

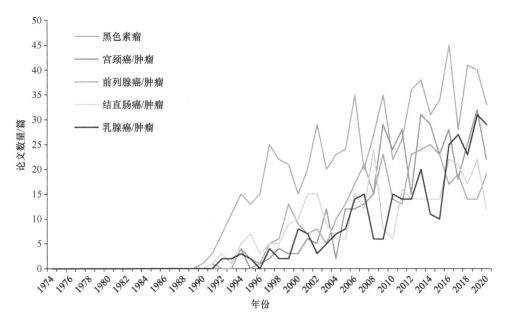

图 4-6　肿瘤疫苗领域论文数量研究的肿瘤排名前 5 位的历年论文数量（1974～2020 年）

黑色素瘤、宫颈癌/肿瘤、前列腺癌/肿瘤、结直肠癌/肿瘤和乳腺癌/肿瘤疫苗相关研究均呈波动增长趋势，其中结直肠癌/肿瘤疫苗相关研究增长最为明显。结直肠癌/肿瘤疫苗相关研究增长最为明显，近十年增长速度达到 15.53%；黑色素瘤、宫颈癌/肿瘤、前列腺癌/肿瘤和乳腺癌/肿瘤疫苗相关研究增长相对较慢，年复合增长率分别为 6.87%、3.25%、0 和 8.40%。

（四）研究机构及团队

本部分基于论文数量、论文总被引频次、篇均被引频次和高被引论文数量评价

全球和中国主要机构在肿瘤疫苗领域的科研实力。

全球肿瘤疫苗领域科学研究以美国国立卫生研究院、加州大学、哈佛大学等高校和科研院所占据主导地位，领先机构研究规模大且质量高，全球前 10 位机构发表的肿瘤疫苗论文数量均超过 240 篇，篇均被引频次均值达 64.22 次/篇，2010～2020年高被引论文数量均值达 11.40 篇。

中国肿瘤疫苗领域科学研究以中国科学院、四川大学和中国医学科学院北京协和医学院等高校和科研院所占据主导地位，与全球领先机构相比，中国领先机构研究规模较小且质量有待进一步提升，中国前 10 位机构发表的肿瘤疫苗论文数量平均为 85.80 篇，篇均被引频次均值为 21.63 次/篇，2010～2020 年高被引论文数量均值仅 0.60 篇。

1. 全球肿瘤疫苗领域科学研究以美国国立卫生研究院、加州大学、哈佛大学等高校和科研院所占据主导地位，领先机构研究规模大且质量高

研究规模排名全球前 30 位的机构如表 4-3 所示，论文总量均值是 220 篇，篇均被引频次均值是 61.67 次/篇，2010～2020 年高被引论文数量均值是 6.73 篇。从国别来看，全球前 30 位机构超过半数在美国（16 家），5 个在德国，4 个在法国，荷兰、日本、瑞典、英国和中国各有 1 个。其中，研究规模排名全球前 10 位的机构分别是美国国立卫生研究院、加州大学、哈佛大学、得克萨斯大学、约翰斯·霍普金斯大学、宾夕法尼亚联邦高等教育系统、匹兹堡大学、法国国家健康与医学研究院、德国亥姆霍兹联合会和纪念斯隆-凯特琳癌症中心。以上 10 家机构发表的肿瘤疫苗领域论文数量均超过 240 篇，篇均被引频次均值达 64.22 次/篇，2010～2020 年高被引论文数量均值达 11.40 篇。从国别来看，全球前 10 位机构 8 个在美国，法国和德国各 1 个。

表 4-3　全球肿瘤疫苗领域论文数量排名前 30 位机构的综合发文情况

序号	机构	国家	论文数量		总被引频次	篇均被引频次/（次/篇）	高被引论文数量/篇
			数量/篇	排名			
1	美国国立卫生研究院	美国	633	1	38 393	60.65	15
2	加州大学	美国	428	2	26 805	62.63	18
3	哈佛大学	美国	378	3	34 211	90.51	22
4	得克萨斯大学	美国	377	4	14 613	38.76	7
5	约翰斯·霍普金斯大学	美国	358	5	26 411	73.77	19
6	宾夕法尼亚联邦高等教育系统	美国	336	6	17 873	53.19	6
7	匹兹堡大学	美国	289	7	16 335	56.52	6

续表

序号	机构	国家	论文数量		总被引频次	篇均被引频次/（次/篇）	高被引论文数量/篇
			数量/篇	排名			
8	法国国家健康与医学研究院	法国	276	8	12 764	46.25	6
9	德国亥姆霍兹联合会	德国	265	9	18 048	68.11	10
10	纪念斯隆-凯特琳癌症中心	美国	244	10	22 410	91.84	5
11	宾夕法尼亚大学	美国	228	11	12 918	56.66	11
12	伦敦大学	英国	202	12	7 779	38.51	8
13	梅奥医学中心	美国	189	13	9 915	52.46	1
14	杜克大学	美国	175	14	13 486	77.06	5
15	德国癌症研究中心	德国	175	14	15 051	86.01	6
16	丹娜法伯癌症研究所	美国	162	16	22 889	141.29	10
17	佛罗里达州立大学系统	美国	159	17	16 514	103.86	9
18	华盛顿大学	美国	155	18	13 347	86.11	7
19	莱顿大学	荷兰	145	19	11 214	77.34	3
20	法国巴斯德研究所	法国	144	19	4 561	31.67	0
21	法国公立医院集团	法国	143	21	14 563	101.84	5
22	法国国家科学研究中心	法国	141	22	5 381	38.16	1
23	卡罗林斯卡医学院	瑞典	132	23	7 527	57.02	5
24	密歇根大学系统	美国	130	24	6 945	53.42	5
25	柏林自由大学	德国	129	25	4 446	34.47	2
26	贝勒医学院	美国	128	26	4 260	33.28	0
27	艾伯哈特-卡尔斯-图宾根大学	德国	126	27	6 390	50.71	5
28	中国科学院	中国	124	28	2 116	17.06	1
29	大阪大学	日本	122	29	4 117	33.75	2
30	柏林洪堡大学	德国	120	30	4 461	37.18	2
	均值		220.43		13 858.10	61.67	6.73

注：受制于 WOS 数据库分析时段设置，论文数量、总被引频次和篇均被引频次的时间范围是 1970~2020 年，高被引论文量的时间范围是 2010~2020 年。

美国国立卫生研究院在肿瘤疫苗领域的科学研究规模最大（论文总量 633 篇），篇均被引频次为 60.65 次/篇，高被引论文 15 篇。该机构成立于 1887 年，是美国主要的医学与行为学研究机构，下辖 28 个研究所，实力较强的是国立癌症研究所肿瘤免疫学与生物学实验室 Schlom Jeffrey 团队（针对前列腺癌特异性新表位的治疗性疫苗）、James Gulley 团队（前列腺癌治疗性痘病毒疫苗）和 James Hodge 团队（乳腺癌治疗性痘病毒疫苗）。美国国立卫生研究院在二价 HPV 预防性疫苗、黑色素瘤树突状细胞疫苗、胃肠道癌 mRNA 疫苗等方面有高影响力成果产出。

加州大学在肿瘤疫苗领域的科学研究规模排全球第 2 位，发表论文 428 篇，篇均被引频次为 62.63 次/篇，高被引论文 18 篇。加州大学拥有多达 10 所分校，在二价 HPV 预防性疫苗、肺癌树突状细胞疫苗、神经胶质瘤树突状细胞疫苗等方面有高质量成果产出。

哈佛大学在肿瘤疫苗领域的科学研究高质量成果最多（高被引论文 22 篇），发表论文 378 篇，篇均被引频次为 90.51 次/篇。该机构在急性髓细胞白血病 GM-CSF 疫苗、黑色素瘤个性化新抗原疫苗、胶质母细胞瘤新抗原疫苗等方面有高质量成果产出。

得克萨斯大学在肿瘤疫苗领域的科学研究规模排全球第 4 位，发表论文 377 篇，篇均被引频次为 38.76 次/篇，高被引论文 7 篇。该机构在胶质母细胞瘤肽疫苗、黑色素瘤 gp100 肽疫苗、肾细胞癌热休克蛋白疫苗等方面有高质量成果产出。

约翰斯·霍普金斯大学在肿瘤疫苗领域的科学研究规模排全球第 5 位，发表论文 358 篇，篇均被引频次为 73.77 次/篇，高被引论文 19 篇。约翰斯·霍普金斯大学实力较强的有医学院病理学系 Wu Tzyy-Choou 团队（HPV 相关癌症的治疗性 DNA 疫苗）和 Hung Chien-Fu 团队（HPV 相关癌症的治疗性 DNA 疫苗和多肽疫苗）、医学院肿瘤学系 Elizabeth Jaffee 团队（胰腺癌疫苗）。约翰斯·霍普金斯大学在前列腺癌疫苗、肾细胞癌疫苗等肿瘤疫苗研究方面有高影响力成果产出。

宾夕法尼亚联邦高等教育系统在肿瘤疫苗领域的科学研究规模排全球第 6 位，发表论文 336 篇，篇均被引频次为 53.19 次/篇，高被引论文 6 篇。宾夕法尼亚联邦高等教育系统实力较强的有宾夕法尼亚大学佩雷尔曼医学院病理学系与医学实验室 David Weiner 团队（HPV 治疗性 DNA 疫苗）和宾夕法尼亚大学医学院微生物学系 Paterson Yvonne 团队（HPV 相关癌症的治疗性李斯特菌疫苗）。宾夕法尼亚联邦高等教育系统在黑色素瘤抗原肽疫苗、结直肠癌自体肿瘤细胞 BCG 疫苗、滤泡性淋巴瘤自体肿瘤细胞疫苗等方面也有高影响力成果产出。

匹兹堡大学在肿瘤疫苗领域的科学研究规模排全球第 7 位，发表论文 289 篇，篇均被引频次为 56.52 次/篇，高被引论文 6 篇。匹兹堡大学实力较强的有医学院免疫学系 Walter Storkus 团队（黑色素瘤治疗性树突状细胞疫苗）。匹兹堡大学在前列腺癌痘病毒疫苗、黑色素瘤热休克蛋白疫苗等方面有高影响力成果产出。

法国国家健康与医学研究院在肿瘤疫苗领域的科学研究规模排全球第 8 位，发表论文 276 篇，篇均被引频次为 46.25 次/篇，高被引论文 6 篇。该机构在乳腺癌糖肽疫苗、肺癌 DNA 疫苗等方面有高影响力成果产出。

德国亥姆霍兹联合会在肿瘤疫苗领域的科学研究规模排全球第9位，发表论文265篇，篇均被引频次为68.11次/篇，高被引论文10篇。该机构在黑色素瘤mRNA疫苗、前列腺癌mRNA疫苗、B细胞淋巴瘤树突状细胞疫苗等方面有高影响力成果产出。

纪念斯隆-凯特琳癌症中心在肿瘤疫苗领域的科学研究规模排全球第10位，发表论文244篇，篇均被引频次为91.84次/篇，高被引论文5篇。该机构在黑色素瘤DNA疫苗、前列腺癌糖类抗原疫苗等方面有高影响力成果产出。

2. 中国肿瘤疫苗领域科学研究以中国科学院、四川大学和中国医学科学院北京协和医学院等高校和科研院所占据主导地位，与全球领先机构相比，中国领先机构研究规模较小且质量偏低

中国肿瘤疫苗科学研究规模排名前10位的机构如表4-4所示，分别是中国科学院、四川大学、中国医学科学院北京协和医学院、台湾大学、复旦大学、上海交通大学、浙江大学、南方医科大学、中国人民解放军海军军医大学和华中科技大学。以上10家机构发表的肿瘤疫苗领域论文总量均值为85.80篇，篇均被引频次均值为21.63次/篇，2010～2020年高被引论文数量均值仅为0.60篇。

表4-4　中国肿瘤疫苗领域论文数量排名前10位机构的综合发文情况

序号	机构	论文总量		总被引频次	篇均被引频次（次/篇）	高被引论文数量/篇
		数量/篇	排名			
1	中国科学院	124	1	2116	17.06	1
2	四川大学	115	2	2272	19.76	1
3	中国医学科学院北京协和医学院	100	3	1429	14.29	1
4	台湾大学	96	4	3966	41.31	0
5	复旦大学	86	5	1248	14.51	0
6	上海交通大学	77	6	1479	19.21	1
7	浙江大学	71	7	2022	28.48	1
8	南方医科大学	65	8	520	8.00	0
9	中国人民解放军海军军医大学	63	9	2178	34.57	0
10	华中科技大学	61	10	1164	19.08	0
	均值	85.80		1839.40	21.63	0.60

注：论文总量、总被引频次和篇均被引频次的时间范围是1970～2020年，高被引论文量的时间范围是2010～2020年。

中国科学院在肿瘤疫苗领域的科学研究规模为中国最大（论文总量124篇），篇均被引频次为17.06次/篇，高被引论文1篇。该机构实力较强的是中国科学院工

程研究所生物化学工程国家重点实验室马光辉团队（急性髓细胞白血病治疗性肽疫苗）和刘瑞田团队（T 细胞淋巴瘤治疗性和预防性酵母细胞颗粒疫苗）。中国科学院在黑色素瘤个性化肿瘤细胞疫苗、乳腺癌 DNA 疫苗等方面有高影响力成果产出。

四川大学在肿瘤疫苗领域的科学研究规模排中国第 2 位，发表论文 115 篇，篇均被引频次为 19.76 次/篇，高被引论文 1 篇。该机构实力较强的是四川大学生物治疗国家重点实验室魏于全团队（前列腺癌治疗性腺病毒疫苗）、杨莉团队（黑色素瘤治疗性和预防性肽疫苗）、邓洪新团队（结肠癌治疗性 GM-CSF 疫苗）和钱志勇团队（用于肿瘤疫苗递送的多聚糖蛋白纳米颗粒）。四川大学在肺癌个性化新抗原疫苗、非霍奇金淋巴瘤树突状细胞疫苗、神经胶质瘤肿瘤细胞疫苗等方面有高影响力成果产出。

中国医学科学院北京协和医学院在肿瘤疫苗领域的科学研究规模排中国第 3 位，发表论文 100 篇，篇均被引频次为 14.29 次/篇，高被引论文 1 篇。该机构实力较强的是中国医学科学院医学生物学研究所分子免疫实验室马雁冰团队（HPV16 治疗性 E7 表位疫苗）、中国医学科学院肿瘤研究所免疫室张叔人团队（B 细胞淋巴瘤治疗性肿瘤细胞疫苗）和中国医学科学院生物工程研究所孔德领团队（黑色素瘤治疗性树突状细胞疫苗）。中国医学科学院北京协和医学院在非小细胞肺癌脂质体疫苗、前列腺癌 mRNA 疫苗等方面有高影响力成果产出。

台湾大学在肿瘤疫苗领域的科学研究规模排中国第 4 位，发表论文 96 篇，篇均被引频次为 41.31 次/篇。该机构实力较强的是台湾大学医学院妇产学系郑文芳团队（卵巢癌治疗性树突状细胞疫苗）。该机构在二价 HPV 病毒样颗粒疫苗、肺癌重组蛋白疫苗等方面有高质量成果产出。

复旦大学在肿瘤疫苗领域的科学研究规模排中国第 5 位，发表论文 86 篇，篇均被引频次为 14.51 次/篇。该机构实力较强的是复旦大学附属公共卫生临床中心（上海市公共卫生临床中心）Jin, Jun-O 团队（用于肿瘤疫苗递送的可附着水凝胶载体）。该机构在黑色素瘤 GM-CSF 疫苗、肝癌重组腺病毒疫苗、HPV16 多表位 DNA 疫苗等方面有高影响力成果产出。

上海交通大学在肿瘤疫苗领域的科学研究规模排中国第 6 位，发表论文 77 篇，篇均被引频次为 19.21 次/篇，高被引论文 1 篇。该机构实力较强的是上海交通大学细胞工程及抗体药物教育部工程研究中心李荣秀团队（胰腺癌治疗性重组蛋白疫苗）。上海交通大学在乳腺癌 DNA 疫苗、胃癌树突状细胞疫苗等方面有高影响力成果产出。

浙江大学在肿瘤疫苗领域的科学研究规模排中国第 7 位，发表论文 71 篇，篇均被引频次为 28.48 次/篇，高被引论文 1 篇。该机构在膀胱癌重组 BCG 疫苗、肺癌 DNA 疫苗、胰腺癌树突状细胞疫苗等方面有高影响力成果产出。

南方医科大学在肿瘤疫苗领域的科学研究规模排中国第 8 位，发表论文 65 篇，篇均被引频次为 8.00 次/篇。该机构实力较强的是南方医科大学珠江医院血液科李玉华团队（急性淋巴细胞白血病治疗性树突状细胞疫苗）和南方医科大学南方医院泌尿外科谭万龙团队（前列腺癌治疗性外泌体疫苗）。该机构在膀胱癌 GM-CSF 疫苗、乳腺癌肽疫苗等方面有高影响力成果产出。

中国人民解放军海军军医大学在肿瘤疫苗领域的科学研究规模排中国第 9 位，发表论文 63 篇，篇均被引频次为 34.57 次/篇，高被引论文 1 篇。该机构实力较强的是中国人民解放军海军军医大学免疫学研究所曹雪涛团队（结肠癌治疗性树突状细胞疫苗）。该机构在黑色素瘤树突状细胞疫苗、肝癌多表位病毒样颗粒疫苗、乳腺癌 DNA 疫苗等方面有高影响力成果产出。

华中科技大学在肿瘤疫苗领域的科学研究规模排中国第 10 位，发表论文 61 篇，篇均被引频次为 19.08 次/篇。该机构实力较强的是华中科技大学同济医院妇产科学系马丁团队（二价 HPV 治疗性 E5 表位疫苗）。该机构在黑色素瘤树突状细胞疫苗、黑色素瘤李斯特菌疫苗等方面有高影响力成果产出。

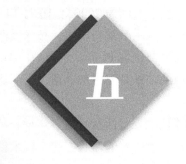

肿瘤疫苗技术开发

专利是技术信息最有效的载体，专利能体现一个国家/地区作为技术发源地的创新实力。专利文献包含了丰富的技术信息，发明专利授权更能体现一个国家/地区作为技术发源地的创新实力。可以通过全球肿瘤疫苗领域的专利申请与授权、技术发源地、目标市场、专利申请机构、技术开发热点来了解全球技术开发的现状与趋势。

本书基于专利数据库（检索时间为 2020 年 10 月 14 日），通过全球肿瘤疫苗领域专利申请与授权进行分析，展示数量与增速、技术发源地、目标市场，揭示技术开发态势；通过对全球肿瘤疫苗领域 PCT 专利申请，揭示技术竞争态势。

对于全球肿瘤疫苗领域的技术开发态势，通过国际比较和中美对比分析，我们做出以下判断：

一是全球肿瘤疫苗领域技术开发活跃且呈逐年增长趋势，已积累了一定数量具有潜在国际竞争力的成果且呈现较好的增长态势，技术创新能力持续提升。相关研究主要聚焦于肿瘤疫苗相关抗原研究、肿瘤免疫活性、多肽修饰技术、疫苗相关生物技术、肿瘤免疫测定方法。

二是美国和中国是全球肿瘤疫苗领域最主要的技术发源地，全球近一半的技术开发成果来源于美中两国，美国技术开发规模最大且全球海外布局最多，技术竞争力最强，中国虽不及美国，但增速最快。

三是美国为全球肿瘤疫苗领域最受关注的目标市场，中国市场、欧洲市场也备受关注。

四是企业和高校/研究所共同引领全球肿瘤疫苗的技术开发，国外大型跨国制药公司在技术创新中发挥主导作用。中国技术创新以高校/研究所占据主导地位，企业是开拓海外市场的主力，但海外专利布局不足。

五是德国 Immatics 公司、日本 OncoTherapy Science 公司、英国 GSK（葛兰素史克）公司、美国 Corixa 公司、德国 CureVac 公司、美国 Advaxis 公司、法国 Transgene 公司、美国 Inovio 公司等企业引领全球肿瘤疫苗技术开发，这些企业均积极拓展国际市场，重视海外市场布局。

（一）全球专利申请与授权

1. 全球肿瘤疫苗领域技术开发活跃且呈现逐年增长的趋势

全球肿瘤疫苗领域技术开发活跃，尤其是近 10 年增长迅速，技术创新能力持续提升。全球肿瘤疫苗领域共有专利申请 22 338 件，有 4978 组同族专利，其中已获得授权的专利共有 1741 组,占比 34.97%,超过 1/3。全球肿瘤疫苗领域的专利申请从 1990 年开始呈现较明显的增长态势,且申请量占全部申请量的 87.59%,接近90%,1990~2018 年全球专利申请量及授权量的年度分布如图 5-1 所示。肿瘤疫苗领域专利申请活跃,1999~2018 年 20 年复合增长率 5.29%,2009~2018 年 10 年复合增长率 5.91%,肿瘤疫苗领域增长平稳。

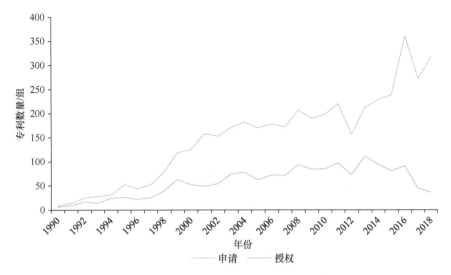

图 5-1　全球肿瘤疫苗领域专利申请量及授权量年度分布

注:由于专利申请到公开有 18 个月的滞后期,图中未纳入 2019 年和 2020 年的数据

2. 全球肿瘤疫苗领域已积累了一定数量具有潜在国际竞争力的成果且呈现较好的增长态势

《专利合作条约》(Patent Cooperation Treaty,PCT)是有关专利的国际条约。根据 PCT 的规定,专利申请人可以通过 PCT 途径递交国际专利申请,向多个国家申请专利,同时在全世界大多数国家寻求对其发明的保护,是在海外市场进行知识产权布局的主要手段。PCT 申请是国际上通常用于衡量一个国家/地区国际专利申请实力和水平的重要指标。PCT 申请主要反映一个国家/地区的技术发明人向国外申请发明专利的意向,其规模和水平能够间接表征该国家/地区以专利为竞争手段开拓国际市场的实力。

全球肿瘤疫苗领域技术开发已成规模,已具有一定数量的潜在国际竞争力成果且呈现较好的增长态势,创新能力持续提升。全球肿瘤疫苗领域共有 PCT 专利申请 2672 件,有 1867 组同族专利,占全部申请量的 37.51%。1990~2018 年全球肿瘤疫苗领域的 PCT 专利申请年度分布如图 5-2 所示，呈显著增长态势。1999～2018 年近 20 年复合增长率 3.22%，2009～2018 年近 10 年复合增长率 4.05%，近 10 年肿瘤疫苗 PCT 专利申请增长速度较快。

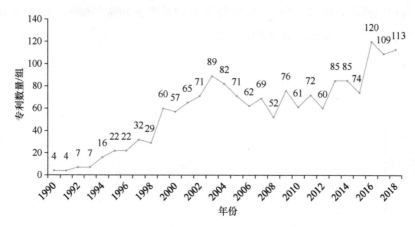

图 5-2　全球肿瘤疫苗领域 PCT 专利申请量年度分布

注：由于专利申请到公开有 18 个月的滞后期，图中未纳入 2019 年和 2020 年的数据

（二）全球专利技术热点

专利由审查员依据其对技术方案的理解赋予若干代表其创新点的国际专利分类号（IPC），通过 IPC 可以了解该专利涉及的相关技术开发热点。国际专利分类号（IPC）根据 1971 年签订的《国际专利分类斯特拉斯堡协定》编制，是国际通用的专利文献分类和检索工具。IPC 采用了功能和应用相结合，以功能性为主、应用性为辅的分类原则。采用等级的形式，将技术内容注明：部——分部——大类——小类——大组——小组，逐级分类形成完整的分类体系。依据某一种产品的国际分类，很容易可以检索出本产品所属技术领域的专利信息。

表 5-1 通过对全球肿瘤疫苗领域专利申请的 IPC 进行分析，揭示其技术开发热点分布情况。肿瘤疫苗领域主要聚焦于疫苗相关抗原研究、肿瘤免疫活性、多肽修饰技术、疫苗相关生物技术、肿瘤免疫测定方法。

表 5-1　通过 IPC 分析全球肿瘤疫苗领域专利申请的热点技术领域分布

技术开发热点	IPC 分类号	分类号含义
疫苗相关抗原研究	A61K39/00	含有抗原或抗体的医药配制品
	A61K39/39	以免疫刺激添加剂，如化学佐剂为特征的
	A61K39/395	抗体；免疫球蛋白；免疫血清，如抗淋巴细胞血清
	A61K39/12	病毒性抗原

技术开发热点	IPC 分类号	分类号含义
疫苗相关抗原研究	A61K35/12	来源于哺乳动物的材料的；包括非特定组织或细胞的组合物；包括非胚胎干细胞的组合物；基因重组细胞
	A61K39/385	半抗原或抗原，连结载体者
	A61P35/00	抗肿瘤药
	A61P37/04	免疫兴奋剂
	A61P31/12	抗病毒剂
肿瘤免疫活性	A61P37/02	免疫调节剂
	A61P37/00	治疗免疫或过敏性疾病的药物
	A61P31/20	用于 DNA 病毒的
	A61P35/04	对转移瘤有特异性的
	A61K48/00	含有插入到活体细胞中的遗传物质以治疗遗传病的医药配制品；基因治疗
	C12N15/09	DNA 重组技术
疫苗相关生物技术	C12N5/10	经引入外来遗传物质而修饰的细胞，如病毒转化的细胞
	A61K38/17	来源于动物；来源于人类
	C12N5/0783	T 细胞；NK 细胞；T 细胞或 NK 细胞的前体
	C12N15/12	编码动物蛋白质的基因
	C07K14/47	来自哺乳动物
	A61K38/00	含肽的医药配制品
	C07K7/06	含有 5～11 个氨基酸
多肽修饰技术	C07K14/705	受体、细胞表面抗原；细胞表面决定因子
	C07K16/28	抗受体，细胞表面抗原或细胞表面决定因子
	C07K19/00	杂合肽
	C07K16/30	来自肿瘤细胞
	G01N33/574	用于癌症
	C12Q1/68	包括核酸
肿瘤免疫测定方法	G01N33/53	免疫测定法；生物特异性结合测定；相应的生物物质
	G01N33/50	生物物质（如血、尿）的化学分析；包括了生物特有的配体结合方法的测试；免疫学试验
	G01N33/68	涉及蛋白质、肽或氨基酸的
	C12Q1/02	包含活的微生物

（三）专利技术发源地

1. 美国和中国是全球肿瘤疫苗领域最主要的技术发源地，全球近一半的技术开发成果来源于美中两国

通过专利申请人所在国家/地区分析在一定程度上可以反映专利技术发源地。全球肿瘤疫苗领域共有专利申请 22 338 件，有 4978 组同族专利，其中已获得授

权的专利共有 1741 组①。全球肿瘤疫苗领域排名前 10 位的技术发源地如图 5-3 所示。美国拥有专利申请 1356 组，处于第一位，占全球该领域专利申请总量的 27.24%，超过 1/4，是主要的技术发源地。中国排名第二位，拥有专利申请 922 组，占全球该领域专利申请总量的 18.52%，接近 1/5，也是重要的技术发源地。美中两国的专利申请数量约占全球该领域专利申请数量的一半。德国和日本专利申请数量分别为 390 组和 331 组，位列第 3 位和第 4 位，与美中两国相比存在较大差距。其他国家/地区的差距更为明显，专利申请量都在 200 组以下，分别为韩国（136 组）、英国（123 组）、法国（119 组）、比利时（104 组）、瑞士（73 组）、俄罗斯（63 组）。

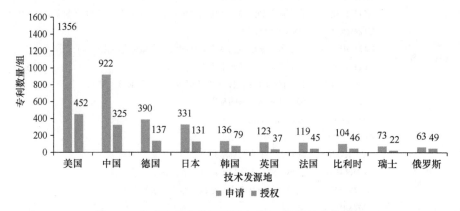

图 5-3　全球肿瘤疫苗领域排名前 10 位的技术发源地

因为并不是每个专利申请都能授权，尤其是发明专利，审查非常严格，因此专利授权信息能反映各个国家/地区或不同专利权人在不同技术领域所持有专利权状况，进而能揭示专利权人凭借专利权对不同技术领域的控制状况。美国专利授权量也是全球排名第一位，有 452 组，全球占比 25.96%，超过 1/4，占美国专利申请量的 33.33%。中国专利授权量是全球第二位，专利授权量 325 组，全球占比 18.67%，接近 1/5，占中国专利申请量的 35.25%。德国和日本专利授权量位列第 3 位和第 4 位，分别有 137 组和 131 组。其他国家/地区专利授权量都在 100 组以下，分别为韩国（79 组）、英国（37 组）、法国（45 组）、比利时（46 组）、瑞士（22 组）、俄罗斯（49 组）（图 5-3）。

① 专利技术发源地对各国/地区情况进行统计，当一条专利在多个受理局申请时，仅统计一次。因此，"全球专利申请量"和"专利技术发源地"部分的全球专利申请量（1741 组）少于下文目标市场统计的专利申请量（15 836 件）。

2. 美中两国对比来看，美国技术规模更大且海外布局更多，中国虽在技术规模
   和海外布局方面不及美国，但增速更快

肿瘤疫苗领域专利申请量排名前 10 位的技术发源地在 1999～2018 年期间专利
申请趋势如图 5-4 所示。美国和中国申请人在该领域的专利年申请量处于较明显的
领先地位，尤其是 2012 年后，其他国家与美国和中国的差距逐渐增大，美中两国
引领全球，近几年美中两国专利申请呈现波动式的增长态势。

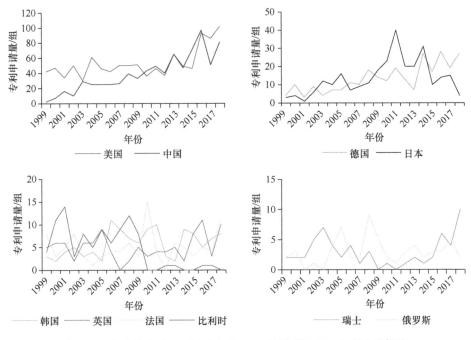

图 5-4　全球肿瘤疫苗领域排名前 10 位的技术发源地专利申请趋势

中国近 20 年（1999～2018 年）增速尤为明显，专利申请量复合增长率 21.51%，
中国是技术开发增速最快的国家。其次是德国，1999～2018 年专利申请量复合增长
率 10.57%，德国每年的技术开发规模不及中美两国，但增速比美国快，专利申请数
量逐年稳定快速增长。瑞士技术开发规模有限，但 1999～2018 年专利申请量复合
增长率 8.84%，增速较快。韩国 1999～2018 年专利申请量复合增长率 5.30%，技术
开发规模及增速在 10 个国家中均处于中等水平。美国是全球第一大技术发源地，
1999～2018 年专利申请量复合增长率 4.78%，技术开发规模最大但增速相对不高。
英国、法国 1999～2018 年专利申请量复合增长率分别为 3.72%、1.69%，技术开发

规模及增速均不够突出。日本技术开发规模在 10 个国家处于中等偏上水平，但 1999～2018 年专利申请量复合增长率 1.53%，增速相对较慢。比利时和俄罗斯技术开发规模及增速均处于末位。

肿瘤疫苗领域排名前 10 位的技术发源地 1999～2018 年专利授权趋势如图 5-5 所示。美国和中国申请人在该领域的专利年授权量处于较明显领先地位。中国在 2010 年专利授权量超过美国，2010～2016 年，年授权量均位列世界第一位。美国和中国在 2013 年的授权量达到顶峰，分别有 39 组和 30 组，此后两国授权量均稍有回落。2014 年日本和德国的授权量均超过美国，此后两国授权量也有所下降。2017 年开始，美国授权量再次回到全球第一位。从授权量来看各国近几年授权量呈现波动的发展态势。中国、德国、韩国三个国家的专利授权数量呈现增长态势。中国依然是增速最快的国家，近 10 年专利授权量复合增长率 7.21%，德国和韩国近 10 年专利授权量复合增长率分别为 4.94%和 3.72%。其他国家呈现负增长。

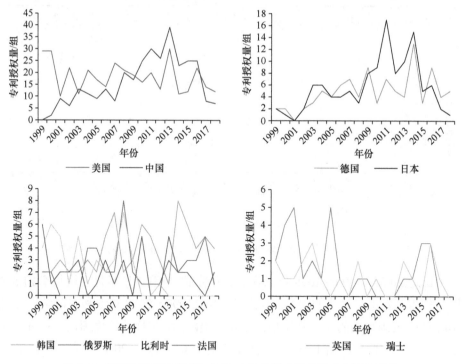

图 5-5　全球肿瘤疫苗领域排名前 10 位的技术发源地专利授权趋势

全球肿瘤疫苗领域共有 PCT 专利申请 2672 件，同族专利 1867 组，申请量排名前 10 位的技术发源地如图 5-6 所示。美国 PCT 专利申请 821 组，处于第一位，占全球 PCT 专利申请总量的 43.97%，遥遥领先于排名第二位的德国（PCT 专利申请量 174 组），是全球最具国际竞争力的技术发源地。日本和英国的 PCT 专利申请数量分别为 169 组和 100 组，排名第 3 位和第 4 位。尽管中国在肿瘤疫苗领域专利申请数量逐年增长，但 PCT 专利申请相对较少，只有 84 组，显示出中国申请人在全球范围内的专利布局不足。其他排名前 10 位的国家分别为法国（68 组）、加拿大（48 组）、韩国（46 组）、比利时（39 组）、瑞士（36 组）。

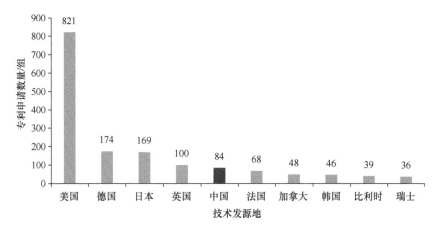

图 5-6　全球肿瘤疫苗领域排名前 10 位的技术发源地

（四）目标市场

通过对专利申请受理局分析可以在一定程度上反映目标市场的分布，专利申请人在哪个国家/地区的专利局申请专利，表明对这个国家/地区的市场的认可和重视，可以通过目标市场分布了解专利的战略布局，也可以通过分析了解专利技术的流向性。

从目标市场分布来看，全球肿瘤疫苗领域共有专利申请 15 836 件[①]，专利申请量排名前 8 位的目标市场如图 5-7 所示。从专利申请量来看，美国是全球肿瘤疫苗领域最受关注的目标市场，此外，中国市场和欧洲市场也是各国重点关注对象。美国排在第一位，专利申请量有 2816 件，全球专利布局数量最多，占全球该领域专利申请总量的 17.78%，是全球最受关注的目标市场。中国排在第二位，专利申请数量 1643 件，全球占比为 10.38%，中国也是全球重要的目标市场。欧洲排在第 3 位，

---

① 目标市场分析对各国/地区受理局情况进行统计，当一条专利在多个受理局申请时，各国/地区各计一次，因此，目标市场统计的专利申请量（15 836 件）多于前文"全球专利申请量"和"专利技术发源地"部分的全球专利申请量（1741 组）。

专利申请量 1608 件，欧洲市场也是各国关注的重点。日本（1255 件）、澳大利亚（1124 件）和加拿大（993 件）分别位列全球第 4 位、第 5 位、第 6 位，其他目标市场的专利申请量在 600 件以下，分别为韩国（590 件）和印度（347 件）。此外，通过世界知识产权组织申请专利，表明了专利申请人对国际市场的重视，以此来开展海外布局，同时开拓多个国家/地区的市场。通过世界产权组织的专利申请量 1875 件，占比 11.84%，肿瘤疫苗的国际市场备受关注。专利申请人可通过 PCT 途径递交国际专利申请，可以向多个国家申请专利，由各国专利局按其专利法规规定对其进行审查，并决定是否授予专利权，而不是由世界知识产权组织来决定是否能够授权。

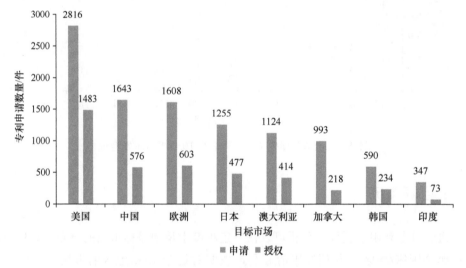

图 5-7　全球肿瘤疫苗领域主要目标市场

从专利授权量来看，美国是全球肿瘤疫苗领域最受关注的目标市场，此外，中国市场和欧洲市场也是各国重点关注对象。全球肿瘤疫苗领域共有专利授权 5724 件，美国依然是全球最受关注目标市场，专利授权量有 1483 件，占全球该领域专利授权总量的 25.91%，超过 1/4，占该领域美国市场专利申请量的 52.66%，美国市场超过一半的专利获得授权；通过世界知识产权组织管理的《专利合作条约》（PCT）规定提出的国际专利申请，专利权由被指定国的国家专利局授予，因此没有专利授权。中国市场专利申请量全球排在第二位，但专利授权量排名第 3 位，有 576 件，全球占比 10.06%。欧洲专利局授权量全球排名第二位，专利授权量 603 件，全球占比 10.53%。其他国家/地区授权量均不足 500 件，分别为日本（477 件）、澳大利亚（414 件）、加拿大（218 件）、韩国（234 件）和印度（73 件）。

（五）专利权人

1. 企业和高校/研究所共同引领全球肿瘤疫苗的技术开发，国外大型跨国制药公司在技术创新中发挥主导作用

全球肿瘤疫苗领域的主要专利权人以企业和高校/研究所为主，尤其是企业，在该领域的技术创新中发挥重要作用，全球超过一半的专利权人是企业，高校/研究所在专利权人类型中占比接近 1/3，医院占比不及 2%。

通过对肿瘤疫苗领域专利权人进行分析，可以了解该领域的竞争对手情况。全球肿瘤疫苗领域的专利权人共有 6 种类型，分别是企业、高校/研究所、医院、政府机构、个人、其他。

国外大型跨国制药公司在全球肿瘤疫苗领域的技术创新中发挥主导作用，德国 Immatics 公司、日本 OncoTherapy Science 公司、英国 GSK（葛兰素史克）引领全球肿瘤疫苗领域的技术创新。

中国的苏州普罗达生物科技有限公司、四川大学等已有一定技术积累。

美、德、日、英四国的大型跨国制药公司是全球肿瘤疫苗领域最为积极开拓市场的技术开发机构（表 5-2）。

表 5-2　全球肿瘤疫苗领域主要专利权人

机构	申请量/组	授权量/组	PCT 申请量/组
Immatics 公司/德国	314	78	58
OncoTherapy Science 公司/日本	174	62	55
GSK（葛兰素史克）公司/英国	153	60	49
Corixa 公司/美国	73	37	22
纪念斯隆-凯特琳癌症中心/美国	60	20	37
CureVac 公司/德国	54	19	25
宾夕法尼亚大学/美国	44	11	18
美国卫生及公共服务部/美国	40	20	29
约翰斯·霍普金斯大学/美国	40	18	29
加州大学/美国	38	14	22
Advaxis 公司/美国	38	0	16
Transgene 有限公司/法国	34	7	10
古巴分子免疫中心/古巴	33	22	9
托马斯杰弗逊大学/美国	30	12	20

续表

机构	申请量/组	授权量/组	PCT申请量/组
Inovio 公司/美国	29	5	11
丹娜法伯癌症研究所/美国	22	4	14
得克萨斯大学/美国	22	0	12
迈阿密大学/美国	21	10	12
住友制药株式会社/日本	20	11	12
苏州普罗达生物科技有限公司/中国	20	0	0
四川大学/中国	20	10	0
P. ANGELETTI 分子生物学研究所/意大利	19	8	12
株式会社癌免疫研究所/日本	18	12	0
台湾"中研院"/中国	17	11	5
勃林格殷格翰国际有限公司/德国	17	11	7

德、日、英三国大型跨国制药公司引领全球肿瘤疫苗领域的技术创新。德国 Immatics 公司专利申请量（314 组）和授权量（78 组）、PCT 专利申请量（58 组）均居于全球第一位，尤其是专利申请量领先优势明显，且专利授权量占申请量的 24.84%，超过 1/5 的专利获得授权。专利申请量（174 组）和授权量（62 组）、PCT 专利申请量（55 组）排在第二位的是日本 OncoTherapy Science 公司，专利授权占比 35.63%，超过 1/3 的专利获得授权。英国 GSK（葛兰素史克）公司专利以申请量（153 组）和授权量（60 组）、PCT 专利申请量（49 组）排在第三位，专利授权占比 39.22%，接近 2/5 的专利获得授权。这三家公司积极开拓海外市场，具备较强的国际竞争力。

古巴分子免疫中心、株式会社癌免疫研究所、台湾"中研院"、勃林格殷格翰国际有限公司、住友制药株式会社、Corixa 公司、美国卫生及公共服务部、四川大学专利申请量和授权量在全球主要专利权人中不具有优势，但其专利授权占比有优势，超过一半的专利获得授权，分别是 66.67%、66.67%、64.71%、64.71%、55.00%、50.68%、50.00%、50.00%。然而，美国得克萨斯大学、Advaxis 公司和中国苏州普罗达生物科技有限公司还未有专利获得授权。

全球肿瘤疫苗领域专利申请量排名前 25 位的专利权人中，美国的机构最多，有 12 家，包括 3 家企业、8 所高校/研究所、1 家政府机构。德国机构有 3 家，均是企业，其中德国 Immatics 公司在全球排名第一位，另一家德国 CureVac 公司，位列全球第六位，可见德国企业在肿瘤疫苗领域具有较强的实力。日本 OncoTherapy Science 公司（全球排名第二位）和住友制药株式会社跻身全球前 20 位。英国只有 GSK（葛兰素史克）公司进入全球前 25 位，全球排名第三位。

2. 中国在肿瘤疫苗领域技术创新以高校/研究所占据主导地位，企业是开拓海外市场的主力，但海外专利布局不足

中国肿瘤疫苗领域主要专利权人如表5-3所示，共30个，包括19家高校/研究所，11家企业。

表5-3　中国肿瘤疫苗领域主要专利权人

专利权人	申请量/组	授权量/组	PCT申请量/组
苏州普罗达生物科技有限公司	20	0	0
四川大学	20	10	0
南开大学	16	2	0
郑州大学	16	10	1
中国药科大学	14	1	0
中国人民解放军空军军医大学	14	10	0
复旦大学	14	4	0
东南大学	13	4	0
浙江大学	13	4	0
中国人民解放军海军军医大学	12	9	1
中国人民解放军军事医学科学院基础医学研究所	12	6	0
南方医科大学	11	7	0
中国人民解放军陆军军医大学	11	7	0
吉林大学	10	4	1
北京工业大学	10	5	0
厦门大学	9	5	0
暨南大学	9	7	0
深圳爱生再生医学科技有限公司	9	0	0
广州白云山南方抗肿瘤生物制品股份有限公司	8	8	0
中国医学科学院生物医学工程研究所	8	3	0
厦门万泰沧海生物技术有限公司	7	5	0
上海交通大学	7	4	0
深圳市康尔诺生物技术有限公司	7	0	0
杭州纽安津生物科技有限公司	7	2	0
深圳华大基因科技有限公司	6	0	6
中国科学院微生物研究所	5	2	2
武汉华大吉诺因生物科技有限公司	4	0	2
北京智康博药肿瘤医学研究有限公司	3	0	3
东源生物医药科技（上海）有限公司	3	0	3
上海天甲生物医药有限公司	2	1	2

苏州普罗达生物科技有限公司专利申请量全国排名第一位（20组），但还未有专利获得授权，且没有PCT专利申请，表明该公司技术开发活跃，但还未对海外市场进行布局，开拓海外市场的能力有待提高。此外，深圳爱生再生医学科技有限公司专利申请量为9组，也未有专利获得授权。中国主要30个专利权人中，14家机构的授权占比≥50%，其中3家是企业，另外11家是高校/研究所。广州白云山南方抗肿瘤生物制品股份有限公司授权比100%，8组专利申请均获得授权。厦门万泰沧海生物技术有限公司和上海天甲生物医药有限公司的专利申请量与授权量相对不具有优势，但是授权占比较高，分别为71.43%、50%。

授权占比≥50%的11家高校/研究所，分别是：暨南大学（77.78%）、中国人民解放军海军军医大学（75.00%）、中国人民解放军空军军医大学（71.43%）、南方医科大学（63.64%）、中国人民解放军陆军军医大学（63.64%）、郑州大学（62.50%）、上海交通大学（57.14%）、厦门大学（55.56%）、四川大学（50.00%）、中国人民解放军军事医学科学院基础医学研究所（50.00%）、北京工业大学（50.00%）。

中国企业是开拓海外市场的主力，但海外专利布局不足，高校/研究所相对积极性不强。中国肿瘤疫苗领域30个主要专利权人中，有PCT专利申请的机构为9家（表5-3），其中5家企业，4家高校/研究所。5家企业分别是：深圳华大基因科技有限公司（6组）、北京智康博药肿瘤医学研究有限公司（3组）、东源生物医药科技（上海）有限公司（3组）、武汉华大吉诺因生物科技有限公司（2组）、上海天甲生物医药有限公司（2组）。PCT专利申请数量相对具有优势的是企业，高校/研究所PCT专利申请数量相对较少。

深圳华大基因科技有限公司的6组专利均是关于肿瘤多肽疫苗的专利，且均为2016年申请的专利。北京智康博药肿瘤医学研究有限公司的3组PCT专利申请是关于细胞因子融合蛋白，与自体肿瘤疫苗相关，该公司PCT专利申请开始较晚，2018年有2组，2019年有1组。东源生物医药科技（上海）有限公司3组PCT专利申请，有2组是关于重组肿瘤疫苗（2010年、2011年），还有1组有关突变痘苗病毒株（2013年）。武汉华大吉诺因生物科技有限公司2组PCT专利申请也是关于肿瘤多肽疫苗，均是2016年申请的专利。上海天甲生物医药有限公司是这几个机构中最早开始PCT专利申请的，其2组PCT专利申请均是2004年，且均是关于重组疫苗，其中一组是以黄热病病毒为载体的重组疫苗，另一组是含有登革病毒重组复制子作为载体的病毒样颗粒疫苗。

（六）代表性企业

综合肿瘤疫苗领域专利申请与授权及PCT专利申请的情况，筛选出该领域的代表性专利申请机构共 8 家（表 5-4）。这些代表性企业均积极拓展国际市场，非常重视海外市场的布局。

表 5-4　全球肿瘤疫苗领域代表性企业

企业名称	专利申请量/件	专利授权量/件	PCT 专利申请量/组
Immatics 公司/德国	1641	749	58
OncoTherapy Science 公司/日本	925	418	55
GSK（葛兰素史克）公司/英国	637	162	49
Corixa 公司/美国	234	69	22
CureVac 公司/德国	312	122	25
Advaxis 公司/美国	122	—	16
Transgene 公司/法国	121	25	10
Inovio 公司/美国	132	68	11

注：①对各国/地区受理局情况进行统计，当一条专利在多个受理局申请时，各国/地区各计一次，因此，目标市场统计的专利申请量（件）多于前文"全球专利申请量"和"专利技术发源地"部分的专利申请量（组）。②"—"表示 ClinicalTrials.gov 中无相关信息。

1. Immatics 公司

德国 Immatics 公司的专利申请量（314 组，共 1641 件）、发明专利授权量（78 组，共 749 件）及 PCT 专利申请量（58 组）均处于全球第一位。从图 5-8 可以看出，Immatics 公司的目标市场主要集中在美国、欧洲、澳大利亚、日本、印度、中国、韩国、加拿大。美国、中国、欧洲、澳大利亚是 Immatics 公司最为关注的目标市场。

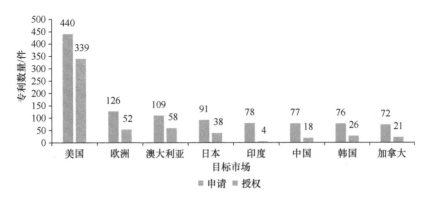

图 5-8　德国 Immatics 公司的主要目标市场

Immatics 公司在美国的专利申请量、授权量均最多，有 440 件申请，339 件授权，表明该公司在美国的技术布局最多，对美国市场最为重视。其次是欧洲市场布局较多,在欧洲专利申请量和授权量分别为 126 件、52 件。澳大利亚也是该公司的重点关注对象,其专利申请量为 109 件,略少于在欧洲的专利申请量,但专利授权量有 58 件,从专利授权量来看,对澳大利亚市场的布局稍高于欧洲市场。

该公司在中国专利申请量为 77 件,授权量 18 件,可以看出,Immatics 对中国市场也极为关注。

(1)基本情况

Immatics 生物技术有限公司成立于 2000 年,总部位于德国图宾根,目前公司规模 200 余人,是一家致力于发现和开发 T 细胞定向癌症免疫疗法的生物制药公司。Immatics 开发的重点是通过两种不同的免疫疗法来治疗实体肿瘤,包括过继性细胞疗法(ACTengine)和 TCR 双特异性药物(TCER)。

(2)重要产品

Immatics 的 ACTengine 候选产品包括:IMA201,靶向实体瘤患者的黑色素瘤相关抗原 4 或 8;IMA202,靶向患有各种实体瘤(包括鳞状非小细胞肺癌和肝细胞癌)的患者的黑色素瘤相关抗原 1;IMA203,靶向患有复发和/或难治性实体瘤的成年患者黑色素瘤中优先表达的抗原;IMA204,一种针对恶性肿瘤细胞的抗肿瘤疗法。TCR Bispecifics 产品候选产品包括:IMA401,一种用于治疗实体瘤的癌症睾丸抗原;IMA402,用于治疗实体和血液恶性肿瘤。此外,Immatics 公司还开发了IMA101,一种多靶点精密免疫疗法;IMA301。

(3)研发平台及特点

靶标发现平台——XPRESIDEN:是基于超灵敏质谱(LC-MS/MS)的高通量技术平台,加上一个专有的样品制备工作流程和专有的免疫信息学平台,可直接从原发肿瘤组织中鉴定成千上万的 TUMAP(统称为 HLA 配体组或免疫肽组)。XPRESIDENT技术通过分析大量肿瘤和正常细胞样品在定量转录组学和定量 HLA-多肽组学方面的差别,能够发现几乎任何类型癌症中的靶标。

T 细胞受体(TCR)发现平台——XCEPTOR:可快速高效地发现和鉴定大量高亲和力和高特异性 TCR,这些受体可用于 T 细胞工程,构建创新的 ACT。

(4)技术研发流程

ACTengine:该疗法旨在利用 T 细胞的功能以特定和连续的方式主动渗透肿瘤组织并杀死肿瘤细胞。ACTengine 是基于基因工程使患者自身 T 细胞与一种新型的

TCR 结合，通过 XPRESIDENT 平台确定肿瘤靶标，然后在体外繁殖改造后的 T 细胞，再将其重新输回患者体内以治疗肿瘤。

TCER：双抗样的 TCR，含有 2 个结构，一个能直接识别癌细胞的 TCR 结构，另一个能招募和激活 T 细胞的 T 细胞招募域组成。一旦给药，TCER 化合物结合肿瘤细胞在表面形成肽-HLA 复合物同时招募并激活患者自身的 T 细胞来攻击肿瘤细胞。

（5）研发管线

Immatics 公司的研发管线如表 5-5 所示，有 4 个产品处于临床前开发，其中三个是针对多种实体肿瘤的研究，还有一个是对实体和血液恶性肿瘤的研究；三个产品处于Ⅰa 期临床试验，涉及头颈癌、鳞状非小细胞癌、子宫癌、卵巢癌、黑色素瘤等多种实体肿瘤。

表 5-5　Immatics 全资拥有的研发管线

序号	产品	适应证	开发状态
1	IMA201	头颈癌、鳞状非小细胞癌等多种实体肿瘤	Ⅰa 期临床试验
2	IMA202	鳞状非小细胞癌和肝癌等多种实体肿瘤	Ⅰa 期临床试验
3	IMA203	子宫癌、卵巢癌、黑色素瘤等多种实体肿瘤	Ⅰa 期临床试验
4	IMA204	多种实体肿瘤	临床前开发
5	IMA301	多种实体肿瘤	临床前开发
6	IMA401	多种实体肿瘤	临床前开发
7	IMA402	实体和血液恶性肿瘤	临床前开发

（6）合作伙伴

2015 年 8 月，MorphoSys 合作进入免疫肿瘤学战略联盟。2015 年 8 月，与 MD Anderson 合作开发多种基于 T 细胞和 TCR 的过继细胞疗法。2017 年 1 月，与 Amgen 合作以开发新型双特异性癌症免疫疗法。2018 年 7 月，与 Genmab 建立战略合作伙伴关系，以开发下一代双特异性癌症免疫疗法。2019 年 8 月，与百时美施贵宝公司合作，以开发新型的过继细胞疗法。2020 年 2 月，与 GSK 进行战略合作，共同开发针对多种癌症适应证的新型过继细胞疗法。

（7）科学顾问

Immatics 的科学顾问委员会由在免疫肿瘤学、过继细胞疗法、临床肿瘤学、癌症生物学等领域拥有丰富专业知识的科学家组成。包括美国 MD Anderson 癌症中心的 Cassian Yee 博士、德国美因茨大学的 Christoph Huber 博士、美国斯坦福大学的 Crystal Mackall 博士、德国慕尼黑工业大学 Dirk Busch 教授、美国 Cabaletta Bio 公司的 Gwendolyn Binder 博士等。

（8）主要发明人

Toni Weinschenk：Immatics 的共同创始人，负责发现和验证新的 I/O 目标。此外，他还负责推进 Immatics 愿景超个性化的多靶点免疫疗法和 XPRESIDENT ® -AI 数据计算的 Immatics 平台，以及伴随诊断（CDx）的发展候选产品。他是 Immatics 专有 XPRESIDENT ®技术平台的发明者。该平台用于识别和验证的肿瘤靶点，可以开发广泛而多样的癌症免疫治疗组合

Harpreet Singh：董事总经理，Immatics US 公司总裁兼首席执行官。Harpreet 于 2000 年与他人共同创立了 Immatics，担任董事总经理兼首席科学官，帮助公司从初创公司发展成为免疫肿瘤领域的领先生物技术公司。

Oliver Schoor：目标研究副总裁，负责目标研究部门，致力于目标发现和验证，以及在科学和技术层面加强 Immatics 专有 XPRESIDENT ®技术平台。

Jens Fritsche：生物信息学高级总监，领导生物信息学部门，通过提供数据分析和建模，以及统计学和机器学习方面的专业知识，为 Immatics 的临床前和临床研究做出贡献。

2. OncoTherapy Science 公司

日本 OncoTherapy Science 公司专利申请量（174 组，共 925 件）、发明专利授权量（62 组，共 418 件）、PCT 专利申请量（55 组）均处于全球第二位。从图 5-9 可以看出，OncoTherapy Science 公司的目标市场主要集中在美国、欧洲、日本、中国、韩国、澳大利亚、加拿大及俄罗斯。中国、美国、欧洲、日本是 OncoTherapy Science 公司最为关注的目标市场。

OncoTherapy Science 公司在美国的专利申请量、授权量均最多，有 76 件申请，52 件获得授权，表明该公司在美国的技术布局最多，对美国市场最为重视。其次是欧洲市场布局较多，在欧洲的专利申请量与在美国的申请量差别大不，只少 1 件。在欧洲专利局申请量和授权量分别为 75 件、33 件。日本也是该公司的重点关注对象，其专利申请量 70 件，略少于在美国专利局、欧洲专利局的专利申请量，授权量有 40 件，比在欧洲专利局获得授权量多。从专利授权量来看，对日本市场的布局稍高于欧洲市场。

该公司在中国专利申请量共 57 件，授权量共 37 件。可以看出，OncoTherapy Science 公司对中国市场也极为关注。

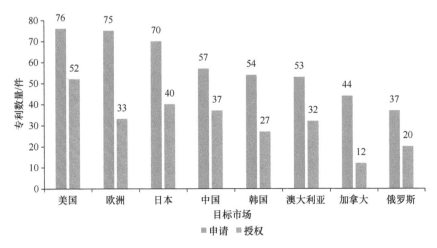

图 5-9　日本 OncoTherapy Science 公司的主要目标市场

（1）基本情况

OncoTherapy Science 公司成立于 2001 年，总部位于日本神奈川县，是东京大学中村佑辅（Yusuke Nakamura）教授的癌症研究促成了 OncoTherapy Science 的成立。该公司根据获取的人类肿瘤的全面基因表达信息，致力于开发无副作用且具有高水平的分子靶向肿瘤症治疗方法。现旗下有 2 家子公司，分别为：Imnas Pharma 公司，从事抗体药物的研发；Cancer Precision Medicine 公司，主要致力于癌基因的大规模分析测试及癌症免疫疗法的研究与开发。

（2）重要产品

OncoTherapy Science 公司主要研究领域包括 TOPK 抑制剂、MELK 抑制剂、抗体药物和癌肽疫苗。TOPK 抑制剂的候选产品为能够抑制各类肿瘤生长的 OTS964；MELK 抑制剂包括能够治疗白血病和乳腺癌的 OTS167。抗体药物的候选产品包括能够特异性抑制滑膜肉瘤的 OTSA101，以及治疗阿尔茨海默症的 KHK6640；癌肽疫苗候选产品包含 S-588410、S-488210、S-588210、OTSGC-A24。

（3）技术研发流程

为了开发副作用少的新抗癌药物，重要的是确定合适的靶标基因，OncoTherapy Science 公司主要通过以下 3 种基本技术来确定适合的靶向基因以开发新型分子靶向治疗剂。

激光微光束显微切割（LMM）：通过高纯度激光显微切割技术从癌组织中分离出癌细胞，并基于 LMM 进行全面的基因表达信息和基因功能分析。

cDNA 微阵列：建立独特的 cDNA 微阵列系统，该系统具有高度的敏感性和特异性，可以一次分析几乎所有人类基因的基因表达。为了制备要点样的靶基因，使用具有基因特异性序列的引物通过 PCR 扩增 200～1000 个碱基的序列，该序列在 cDNA 的 3′端不包含重复序列。这些 PCR 产物在特殊载玻片上的高密度斑点可提供基因特异性和敏感信号。通过将此 cDNA 微阵列系统与 LMM 结合，实现具有极高准确性和可靠性的基因表达分析。

靶基因的鉴定：通过使用 cDNA 微阵列和 LMM 进行基因表达分析，能够鉴定出一组在癌症中高表达而在正常器官中极低表达的基因。这些基因有两种可能的类型，对生命维持至关重要：一是在癌细胞中高表达的基因，二是癌变所需的高表达的基因。因此，使用 RNA 干扰技术可以从基因表达信息中分析选择的候选基因，以探索其功能是否在癌细胞的生长和存活中起重要作用。

（4）研发管线

OncoTherapy Science 公司的研发管线如表 5-6 所示，有两个产品处于Ⅰ期临床试验，其中 S-588210 在英国开展的是针对实体肿瘤的临床试验，OTSGC-A24 在韩国开展的则是针对胃癌的临床试验。另外，产品 S-588410 在日本和欧洲完成了食道癌的Ⅲ期临床试验及膀胱癌的Ⅱ期临床试验；还有一个产品 S-488210 在欧洲完成了头颈癌的Ⅰ期临床试验。

表 5-6　OncoTherapy Science 公司癌肽疫苗的研发管线

序号	产品	适应证	开发状态
1	S-588410	食道癌	已完成Ⅲ期临床试验（日本和欧洲）
		膀胱癌	已完成Ⅱ期临床试验（日本和欧洲）
2	S-488210	头颈癌	已完成Ⅰ期临床试验（欧洲）
3	S-588210	实体肿瘤	Ⅰ期临床试验（英国）
4	OTSGC-A24	胃癌	Ⅰ期临床试验（韩国）

（5）合作伙伴

在癌肽疫苗方面，OncoTherapy Science 公司与 Shionogi Pharmaceutical 公司合作，致力于癌症特异性肽疫苗 S-588410 的临床开发。与盐野义制药株式会社合作，在日本和欧洲完成了食道癌的 S-588410 的Ⅲ期临床试验和 S-588410 的膀胱癌的Ⅱ期临床试验。此外，在新加坡国立大学（国立大学医院）和韩国延世大学卫生系统、韩国 Severance Hospital 启动进行了针对胃癌的抗癌多肽鸡尾酒疫苗 OTSGC-A24 的Ⅰ期临床试验。

3. GSK（葛兰素史克）公司

英国 GSK（葛兰素史克）公司专利申请量（153 组，共 637 件）、发明专利授权量（60 组，共 162 件）、PCT 专利申请量（49 组）均处于全球第三位。从图 5-10 可以看出，GSK（葛兰素史克）公司的目标市场主要集中在美国、欧洲、日本、澳大利亚、加拿大、韩国、巴西、西班牙、中国。中国、美国、欧洲是 GSK（葛兰素史克）公司最为关注的目标市场。

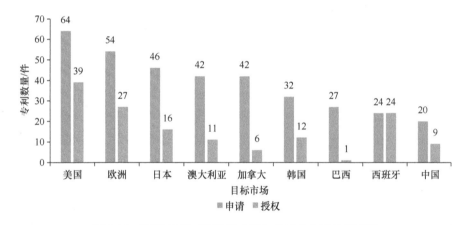

图 5-10　英国 GSK（葛兰素史克）公司的主要目标市场

GSK（葛兰素史克）公司在美国的专利申请量（64 件）、授权量（39 件）均最多，表明 GSK（葛兰素史克）公司对美国市场最为重视。在欧洲专利申请量（54 件）、授权量（27 件）位居第二位，表明 GSK（葛兰素史克）公司对欧洲市场也很关注。该公司在日本、澳大利亚及加拿大的专利申请量相对具有优势，但授权量相对较少。该公司在韩国的专利申请量不及澳大利亚和加拿大，但授权量相对较高。综合来看，该公司在韩国的市场比澳大利亚和加拿大稍具优势。GSK（葛兰素史克）公司在西班牙的专利申请均拿到授权，表明该公司在西班牙市场较为成熟。

GSK（葛兰素史克）公司对中国市场也极为关注，是 GSK（葛兰素史克）公司重要的目标市场，专利布局较多。专利申请量 20 件，授权量 9 件。

（1）基本情况

公司成立于 1935 年，总部位于英国布伦特福德，目前规模十余万人，分布在 115 个国家中，是全球第三大制药公司。1935 年葛兰素公司成立，2000 年 12 月葛兰素威康与史克必成合并成立 GSK（葛兰素史克）公司，为其成为行业中无可争议的领导者奠定了基础，并在全球药品市场中占据了 7%的份额。

（2）重要产品

GSK 产品主要涵盖三个领域：处方药、疫苗和消费保健品。在疫苗方面，GSK 在各年龄阶段都提供 30 多种疫苗，有助于保护人们免受 21 种疾病的侵害，同时还拥有很多正在开发的候选疫苗。例如，新冠疫苗 Medicago，目前处于Ⅱ/Ⅲ期临床试验；GSK3528869A，治疗性乙肝疫苗，目前处于Ⅰ/Ⅱ期临床试验阶段。

（3）合作伙伴

2009 年，GSK 完成了对施泰福实验室 STIEFEL 公司的并购。同年，收购专精于制造皮肤科用药的史帝富药厂（Stiefel Labotories）。2012 年与南非 Aspen 公司达成协议收购其得果定®产品。2014 年，将抗癌药业售予诺华（Novartis），诺华则将不包括流感疫苗在内的疫苗业务，连同专利权以 71 亿美元转让给 GSK，两家公司成立消费保健业务合资企业。2016 年，GSK 与高通公司（Qualcomm）就组建合资公司合作，探寻开发医疗技术的途径。2018 年与诺华达成协议，收购诺华在其 Consumer Healthcare Joint Venture 中 36.5%的股份。同年，将其基因治疗药物组合出售给了 Orchard Therapeutics。2019 年收购生产肿瘤药的美国同业 Tesaro。2019 年 10 月，将其狂犬病疫苗 RabAvert 和 Tick 传播脑炎疫苗 Encepur 出售给巴伐利亚北欧公司（Bavarian Nordic）。2020 年，收购了德国 CureVac 公司 10%的股份。2020 年 7 月，英国政府签署了由 GSK 和赛诺菲共同开发的 6000 万剂新冠疫苗的协议。

4. Corixa 公司

美国 Corixa 公司专利申请量 234 件（73 组）、发明专利授权量 69 件（37 组）、PCT 专利申请量 22 组。从图 5-11 可以看出，美国 Corixa 公司的市场布局主要集中在美国、欧洲、澳大利亚、日本、加拿大、韩国、中国、新西兰、印度及西班牙。美国是 Corixa 公司最为关注的目标市场。此外，该公司也很重视欧洲、澳大利亚、日本和中国市场，已有较多专利布局。

Corixa 公司在美国的专利申请量、发明专利授权量均最多，分别有 38 组、34 组，领先优势非常明显，表明该公司对美国市场非常重视，技术布局主要在本国。在其他国家/地区布局相对本国少，尤其是授权量更少，均不足 5 件。该公司在新西兰和西班牙授权量占比很高，在新西兰的专利申请有 9 件，其中 8 件拿到授权，在西班牙的 3 件专利申请均拿到授权，表明 Corixa 公司在新西兰和西班牙的市场较为成熟。

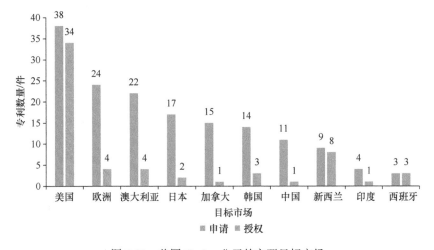

图 5-11　美国 Corixa 公司的主要目标市场

Corixa 公司在中国专利申请量 11 件，授权量 1 件，可以看出，Corixa 公司对中国市场也很重视，开始加大对中国市场的布局。

（1）基本情况

Corixa 公司成立于 1994 年，总部位于美国西雅图，是免疫疗法的开发商，致力于通过了解和指导免疫系统来治疗和预防自身免疫性疾病、癌症和传染病。Corixa 专注于免疫治疗产品，并拥有广泛的技术平台，可实现完全集成的疫苗设计，以及独立使用其单独的专有产品组件。Corixa 目前在临床开发中有多个计划，包括已进入后期临床试验或已通过后期临床试验的几种候选产品。Corixa 于 2005 年被 GSK 收购，其所有在研产品均被 GSK 收入麾下。

（2）重要产品

单磷酰基类酯物（MPL）佐剂是 Corixa 的旗舰佐剂，已开发出针对疱疹、乙型肝炎、人乳头瘤病毒和疟疾等多种疾病的 MPL 佐剂疫苗。

在肿瘤疫苗方面，黑色素瘤疫苗 Melacine 于 1999 年在加拿大上市，并将由 Schering-plough 公司经销。但由于在欧洲和美国上市受阻，Corixa 中断了上市申请。被 GSK 收购后，利用其技术转向 Cervarix 宫颈癌疫苗的研究。

5. CureVac 公司

德国 CureVac 公司专利申请量 312 件（54 组）、发明专利授权量 122 件（19 组）、PCT 专利申请量 25 组。从图 5-12 可以看出，德国 CureVac 公司的市场布局主要集中在美国、欧洲、日本、澳大利亚、加拿大、中国、西班牙、印度、俄罗斯及丹麦。

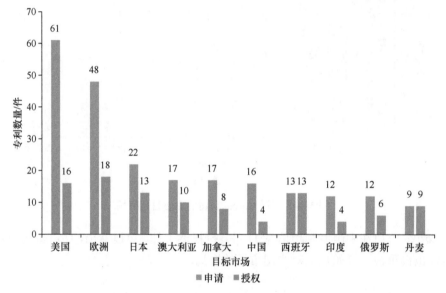

图 5-12　德国 CureVac 公司的主要目标市场

CureVac 公司在美国（61 件，16 件）和欧洲（48 件，18 件）的专利申请量、授权量均最为突出，美国和欧洲是该公司最关注的目标市场。CureVac 公司在日本、澳大利亚和加拿大专利申请量约 20 件，授权量约 10 件，专利授权率较高。此外，在西班牙和丹麦的专利申请均得到授权，表明 CureVac 公司在这些国家的市场较为成熟。该公司最关注的是美国和欧洲市场，对日本和中国市场也较为关注。

CureVac 公司也较为关注中国市场，在中国专利申请量共计 16 件，授权量共计 4 件。

（1）基本情况

CureVac 公司于 2000 年成立，总部位于德国图宾根，目前规模 500 余人，致力于开发基于 mRNA 的疗法。该公司的重点是开发传染病疫苗及治疗癌症和罕见病的药物，是全球第一家成功将 mRNA 用于医疗目的的公司。

（2）重要产品

CureVac 公司重点关注三个领域：预防性疫苗、癌症免疫疗法和基于蛋白质的疗法。

在预防性疫苗领域，候选产品主要包含：新冠候选疫苗 CVnCoV，目前处于 2b/3 期研究；狂犬病疫苗 CV7202，目前处于Ⅰ期临床试验阶段。

癌症免疫疗法领域重点候选产品包含：治疗皮肤黑色素瘤、腺样囊性癌、头颈部鳞状细胞癌等疾病的 CV8102；治疗非小细胞肺癌的 mRNA 疫苗 BI 1361849（CV9202）等。

（3）技术开发流程

CureVac 的创始人 Ingmar Hoerr 博士发现，将经过优化的不稳定生物分子 mRNA 直接施用于组织中，可以作为治疗性疫苗或试剂，无需复杂的重新配制或分子修饰。利用这一发现，CureVac 打开了利用 mRNA 治疗疾病和开发疫苗的世界。

CureVac 通过创建一个 RNA 序列库，可以将不同的 mRNA 组合在一起，以实现理想的治疗用途，而不必依赖于对 RNA 进行其他化学修饰。每个 CureVac 产品都可以看作是定制的分子产物，其中未翻译的 5′端和 3′端，以及可读框（编码所需蛋白质）得到了调节。这确保了 mRNA 序列的翻译可以在体内最大限度地产生所需蛋白质。

为了确保产品能够进入细胞并大幅提升蛋白质表达，需要将 RNA 传递至体内的靶细胞。为此，CureVac 与合作伙伴共同开发了特殊的运输系统，包含由 CureVac 与 Acuitas Therapeutics 和 Arcturus Therapeutics 合作开发的钼纳米颗粒（LNP），以及独立开发的载体分子（CVCM）。

在肿瘤疫苗方面，基于 mRNA 的癌症治疗方法可改善蛋白质的抗原特性，并刺激患者的免疫系统攻击癌细胞。为此，CureVac 使用了一种特殊的转运系统，该系统可以模拟人体中的病毒感染，从而应对免疫系统。治疗方案由几个特定编码的肿瘤相关抗原 mRNA 分子组成，这些抗原被人体识别并通过抗病毒免疫反应（肿瘤疫苗接种）进行治疗。此外，CureVac 尝试用 RNA 直接攻击癌细胞，并选择性地改变肿瘤组织环境，以使免疫系统与肿瘤保持一致（免疫调节）。对于黑色素瘤、头颈癌（HNSCC）和腺样囊性癌（ACC）的潜在肿瘤内疗法（肿瘤注射），CureVac 相关产品在Ⅰ期临床试验中显示出潜力。

（4）研发管线

CureVac 公司的研发管线如表 5-7 所示，有两个产品处于临床前研究，尚未公布适应证。还有两个产品处于 I 期临床试验中，CV8102 的适应证是皮肤黑色素瘤、腺样囊性癌、皮肤鳞状细胞癌，BI1361849（CV9202）则正处于针对非小细胞肺癌的临床试验。

表 5-7　CureVac 基于 RNA 癌症免疫疗法研发管线

序号	产品	适应证	开发状态
1	CV8102	皮肤黑色素瘤、腺样囊性癌、皮肤鳞状细胞癌	I 期临床试验
2	BI1361849（CV9202）	非小细胞肺癌	I 期临床试验
3	肿瘤相关抗原（TAA）	未公开	临床前开发
4	常见的新抗原	未公开	临床前开发

（5）合作伙伴

2013 年，CureVac 与强生公司旗下的 Janssen Pharmaceutical 公司展开了合作，共同开发新型流感疫苗。2014 年，与赛诺菲巴斯德（Sanofi Pasteur）签署了独家许可协议，以开发和商业化基于 mRNA 的预防性疫苗。同年，将第一阶段候选药物——CV9202 的全球权利授予了勃林格殷格翰（Boehringer Ingelheim）国际有限公司。2015 年 9 月，与 International AIDS Vaccine Initiative（IAVI）建立了合作关系，以利用 IAVI 及其合作伙伴开发的免疫原，通过 CureVac 的 mRNA 技术提供的疫苗来加速 AIDS 疫苗的开发。2020 年，与拜耳（BAYER）签署合作协议进一步开发和供应新冠候选疫苗 CVnCoV。

（6）科学顾问

CureVac 的科学顾问委员会在肿瘤学、疫苗、蛋白质治疗和 mRNA 疗法生产方面具有深厚的专业知识。包括 GSK、诺华疫苗和武田疫苗的前副总裁/高级副总裁 Ralf Clemens、美国纽约西奈山伊坎医学院的教授和研究员 Nina Bhardwaj、传染病研究所（IDRI）和 VBI Vaccines 公司的董事会成员 Michel De Wilde、德国海德堡大学医院内科肿瘤主任 Dirk Jäger 及法国维勒瑞夫 Gustave Roussy 研究所癌症医学系主任 Karim Fizazi 等。

（7）重要事件

2019 年 8 月 13 日，CureVac 宣布与耶鲁大学签署了一项合作研究协议（"CRA"），研究基于 mRNA 的肺部治疗候选药物,可重复给药,显示出很好的治疗前景。

6. Advaxis 公司

美国 Advaxis 公司专利申请量 122 件(38 组),还未有发明专利获得授权,PCT 专利申请量有 16 组。从图 5-13 可以看出,美国 Advaxis 公司的市场布局主要集中在美国、欧洲、加拿大、中国、日本、韩国、以色列、印度、新加坡及澳大利亚。

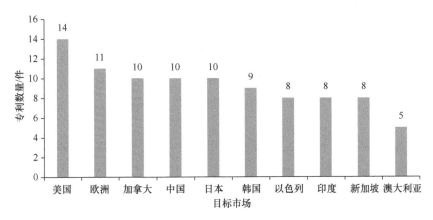

图 5-13 美国 Advaxis 公司的主要目标市场

从专利申请量来看,美国(14 件)是 Advaxis 公司非常关注的目标市场,注重本国市场的布局。Advaxis 公司布局相对比较均衡,除了本国布局外,在欧洲技术布局也较多,有 11 件,此外对亚洲的主要国家如中国、日本、韩国、新加坡均有相应布局。Advaxis 公司对国际市场极为关注,通过世界知识产权组织的 PCT 申请有 16 组,以此来开拓海外市场。

Advaxis 公司在中国专利申请量共计 10 件。

可以看出,该公司最关注的是中国市场和美国市场,此外在全球许多国家/地区也有相应专利布局,技术布局相对比较均衡。

(1)基本情况

Advaxis 公司是一家处于临床阶段的生物技术公司。专注于基于减毒活单核细胞增生李斯特菌(Lm)的抗原递送产品的开发和商业化。这些免疫疗法基于一种平台技术,该平台利用经过生物工程改造的 Lm 来分泌抗原/佐剂融合蛋白。

(2)重要产品

Advaxis 公司正在开发使用 axalimogene filolisbac(AXAL)治疗头颈癌及 HPV

相关癌症的治疗方法。还在开发用于治疗前列腺癌的 ADXS-PSA 和 ADXS-NEO，一种个体化的 Lm 技术抗原传递产物候选产品，旨在通过激活患者的免疫系统来应对多种突变或新抗原，来创建个体化疗法。

（3）研发平台及特点

Lm Technology——自然激活免疫系统的抗原传递平台：Lm Technology 以多种方式靶向多种癌症。Lm Technology 代表了免疫治疗领域的一项进步，因为其全面的免疫刺激和启动功能可重定向针对癌症的"类病原体"反应。Lm Technology 产品的候选药物通常耐受性良好，具有轻度至中度的短暂性不良事件。重要的是，Advaxis 公司的候选产品具有与传统疗法和新型疗法相结合的潜力，包括调节免疫反应的其他免疫疗法产品，如免疫检查点抑制剂、共刺激剂、放射疗法和其他活性癌症疗法。

Advaxis 公司认为 Lm Technology 可以解决免疫治疗领域中仍存在未满足的需求。具体而言，Lm Technology 有可能优化和扩展组合的检查点抑制剂活性。Lm 产品作用机理是通过引入保留用于防御李斯特菌感染的途径，同时可以识别的最佳癌症靶标（包括由癌症突变产生的新抗原），它还避免了先前癌症疫苗尝试的许多局限性。Lm Technology 产品通常具有良好的耐受性，不会产生中和抗体，无法进行再治疗，并且大多数产品可立即用于治疗，而不会增加患者自身细胞的复杂性和费用。

（4）研发管线

Advaxis 公司的研发管线如表 5-8 所示，一个产品处于临床前研究，用于常见或共有的体细胞突变、癌睾丸抗原和癌胚抗原。4 个产品处于临床试验阶段，其中一个是针对人类骨肉瘤的临床试验；一个定制用于多种癌症，目前处于 I 期临床试验中；一个涉及前列腺癌的处于 I / II 期临床试验，用评估单一治疗；还有一个处于 II 期临床试验中，其适应证是宫颈癌。

表 5-8 Advaxis 治疗性肿瘤疫苗研发管线

序号	产品	适应证	开发状态
1	ADXS-PSA	前列腺癌	I / II 期临床试验 评估单一治疗
2	ADXS-NEO	定制用于多种癌症	I 期临床试验
3	Axalimogene filolisbac	宫颈癌	II 期临床试验
4	ADXS-HER2	人类骨肉瘤	临床试验
5	ADXS-HOT 计划	常见或共有的体细胞突变、癌睾丸抗原和癌胚抗原	临床前开发

（3）合作伙伴

在过去的几年中，Advaxis 与学术机构和基金会建立了牢固的合作伙伴关系，以发展其临床流程。Advaxis 与 "City of Hope" 的研究人员建立了合作伙伴关系，以 Advaxis 专有的 Lm Technology 平台为基础，开发用于治疗某些形式的白血病和淋巴瘤的疫苗。

（4）科学顾问及主要发明人

Robert Petit：科学顾问委员会主席。Robert Petit 博士在药物研发及医学领域都拥有 23 年的免疫学家经验。他曾设计和执行美国及国际的临床试验 I 期到 IV 期评估计划。他从百时美施贵宝（Bristol-Myers Squibb）加入 Advaxis，他曾担任 ipilimumab 计划的美国医学策略负责人、新肿瘤产品医学策略总监和全球临床研究总监。他的研究重点一直是免疫学疗法，尤其侧重于肿瘤免疫治疗。

7. Transgene 公司

法国 Transgene 公司的专利申请量 121 件（34 组）、发明专利授权量 25 件（7 组）、PCT 专利申请量 10 组。从图 5-14 可以看出，法国 Transgene 公司的市场布局主要集中在美国、欧洲、澳大利亚、加拿大、中国、日本、俄罗斯及南非，该公司专利布局相对均衡，数量差距不是很明显，尤其是发明专利授权量均不超过 3 件。

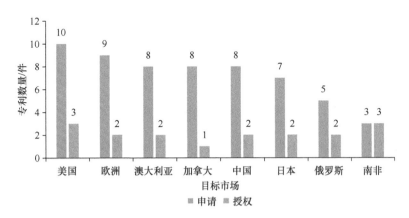

图 5-14　法国 Transgene 公司的主要目标市场

Transgene 公司在美国和欧洲的专利申请量相对较为突出，分别有 10 件和 9 件，但授权量分别只有 3 件和 2 件，美国和欧洲是该公司布局相对较多的目标市场。

Transgene 公司对中国市场极为关注，在中国的专利申请量 8 件，授权量 2 件。综合来看，Corixa 公司重视中国市场。此外，对美国和欧洲市场也极为关注。

（1）基本情况

Transgene 是一家生物技术公司，设计和开发创新的免疫疗法，包括个性化治疗疫苗和多功能溶瘤病毒。

（2）重要产品

TG4001：治疗性疫苗，用于 HPV 阳性癌症。设计来表达 HPV-16 病毒（人乳头瘤病毒 16 型）抗原。

TG4050：TG4050 是一种个性化免疫疗法，用于治疗卵巢癌、头颈癌。

（3）研发平台及特点

myvac 平台：myvac 是以 MVA 病毒载体为基础，以实体癌为对象的个性化免疫疗法的平台，开发机制如图 5-15 所示。利用 myvac 的治疗方法可以刺激患者自身的免疫系统，并利用每位患者癌症中的特征性遗传基因变异识别并攻击癌症细胞。

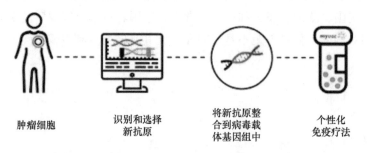

| 肿瘤细胞 | 识别和选择
新抗原 | 将新抗原整
合到病毒载
体基因组中 | 个性化
免疫疗法 |

图 5-15　myvac 平台开发机制

Invir.IO 平台：Invir.IO 使设计新一代多功能溶瘤病毒成为可能，设计出的病毒能够调节肿瘤微环境并能够急活免疫系统，显示出抗肿瘤活性。

（4）研发管线

Transgene 公司的研发管线如表 5-9 所示，有两个产品处于临床试验阶段，其中一个用于宫颈癌的Ⅰb/Ⅱ期临床试验中显示出活性，还有一个用于卵巢癌、头颈癌，处于Ⅰ期临床试验中。

表 5-9   Transgene 治疗性肿瘤疫苗研发管线

序号	产品	适应证	开发状态
1	TG4001	宫颈癌	Ⅰb/Ⅱ期临床试验中显示出活性
2	TG4050	卵巢癌、头颈癌	Ⅰ期临床试验

（5）合作伙伴

Transgene 与默克（Merck KGaA）和辉瑞（Pfizer）联盟的临床合作，进行Ⅰb/Ⅱ期临床试验。

Transgene 与 NEC 签署战略合作协议，以开发 TG4050，这是 myvac®平台的首个产品。NEC 的人工智能算法对患者肿瘤进行测序后，预测需要整合到病毒载体基因组（MVA）中的新抗原。Transgene 使用 myvac®平台设计和制造 TG4050，并监督 TG4050 的临床操作。

8. Inovio 公司

美国 Inovio 公司专利申请量 132 件（29 组）、发明专利授权量 68 件（5 组）及 PCT 专利申请量 11 组。从图 5-16 可以看出，美国 Inovio 制药公司的市场布局主要集中在美国、印度、韩国、澳大利亚、中国、欧洲、日本、丹麦及墨西哥。

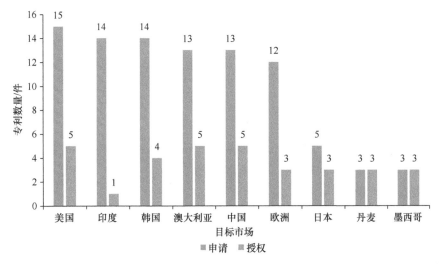

图 5-16   美国 Inovio 制药公司的主要目标市场

Inovio 公司在美国专利申请量相对较为突出，有 15 件，授权量有 5 件，美国是该公司布局相对较多的目标市场，注重本国市场的布局。

Transgene 公司关注中国市场，在中国的专利申请量 13 件，授权量 5 件。

（1）基本情况

Inovio 制药公司创立于 1979 年，总部位于美国宾夕法尼亚州，前身为 VGX Pharmaceuticals，是一家疫苗研发和癌症免疫疗法研究的生物制药公司。Inovio 主要从事治疗癌症、传染病的合成疫苗及免疫疗法的研发，以 DNA 为基础的 SynCon 技术，设计用于提供保护已知及新的病原株。公司的临床计划包括宫颈非典型增生疫苗（治疗性）、禽流感疫苗（预防性）、前列腺癌疫苗（治疗性）。

（2）重要产品

Inovio 主要候选产品：VGX-3100 是 Inovio 开发的一种 DNA 免疫治疗产品，用于治疗人乳头状瘤病毒（HPV）感染导致的癌前病变，是全球首个针对 HPV 癌前病变的治疗性疫苗。INO5401 以及 INO5151 分别用于治疗胶质母细胞瘤及前列腺癌。INO4800，主要针对新冠病毒。

（3）研发平台及特点

Inovio 目前正在开发 15 个 DNA 临床医学药物项目，重点关注 HPV 相关疾病、癌症和感染性疾病，也包括与冠状病毒相关的疾病如 MERS 和 COVID-19。他们是在流行病防备创新联盟（CEPI）和美国国防部的共同资助下进行的。Inovio 公司 DNA 医学平台的优势在于其 DNA 药物设计和制造的快速性；其产品的稳定性，即在储存和运输过程中不需要冷冻处理；以及其在临床试验中所体现出的强效免疫反应、安全性和耐受性。

（4）技术开发流程

Inovio 的 DNA 药物是使用一种称为 SynCon 工艺制成。SynCon 使用专有的计算机算法，该算法旨在识别和优化目标抗原的 DNA 序列。一旦确定了该序列，就可以合成或重组 DNA，并可以开始生产。

DNA 药物的传送利用 Inovio 专利的手持智能设备 CELLECTRA，它可以将优化的 DNA 质粒直接输送到肌肉或皮肤的细胞之中。CELLECTRA 设备利用一个短暂的电脉冲可逆地在细胞膜上打开小孔，使得质粒得以进入，克服了其他 DNA 或核酸途径（如 mRNA）药物起效的关键性限制。一旦进入了细胞，DNA 质粒便可诱导细胞自然地产生目标抗原，抗原则可以触发所需的 T 细胞和抗体介导的免疫反应，使机体得到特异性的免疫保护。CELLECTRA 设备可以辅助 DNA 药物被高效地直接传输到人体细胞中，以发挥作用来诱发机体的免疫反应，且不会以任何方式干扰或改变受药个体本身的 DNA 序列。

（5）研发管线

Inovio 公司的研发管线如表 5-9 所示，其中一个用于宫颈癌的产品处于Ⅲ期临床试验中，还有三个产品处于Ⅱ期临床试验中，分别用于头颈癌和宫颈癌、胶质母细胞瘤、前列腺癌。

表 5-9 Inovio 治疗性肿瘤疫苗研发管线

序号	产品	适应证	开发状态
1	VGX-3100	宫颈癌	Ⅲ期临床试验
2	MEDI0457	头颈癌、宫颈癌	Ⅱ期临床试验
3	INO5401	胶质母细胞瘤	Ⅱ期临床试验
4	INO5151	前列腺癌	Ⅱ期临床试验

（6）合作情况

Inovio 的合作伙伴包括艾棣维欣生物（Advaccine）、ApolloBio 公司、阿斯利康（AstraZeneca）、比尔和梅琳达·盖茨基金会、流行病防备创新联盟（CEPI）、国防高级研究计划局（DARPA）/国防部（DOD）、GeneOne Life Science/VGXI、HIV 疫苗试验网络、国际疫苗研究所（IVI）、美国国立癌症研究所、美国国立卫生研究院、美国国立过敏与传染病研究所、帕克癌症免疫疗法研究所、宾夕法尼亚大学等机构。主要目标是对 HPV 相关的癌前（包括宫颈癌、外阴癌和肛门发育不良）的 DNA 药物进行临床研究，以及其他 HPV 相关疾病，如反复呼吸性乳头状瘤病（RRP）、多形胶质母细胞瘤（GBM）、前列腺癌、埃博拉病毒、中东呼吸综合征（MERS）、新冠病毒（COVID-19）等治疗的研究。

（7）科学顾问委员会

Inovio 的科学顾问委员会由 Rafi Ahmed 博士领导。Rafi Ahmed 博士是佐治亚州微生物学和免疫学研究联盟教授，并且是佐治亚州亚特兰大市埃默里大学医学院埃默里疫苗中心的主任。他的主要研究方向是利用免疫记忆的机制来开发新的更有效的疫苗，以及定义慢性病毒感染和癌症期间 T 细胞衰竭的机制，并制订恢复疲惫的 T 细胞功能的策略。

（8）重要事件

在一系列临床试验的 7000 多个应用中，2000 多名患者接受了 Inovio 研发性的 DNA 药物。Inovio 在快速研发生产具有满足全球紧急卫生需求的潜力 DNA 候选药物方面有着良好的表现。

在肿瘤免疫方面，Inovio DNA 药物在多形性胶质母细胞瘤（GBM）和脑癌中显示出潜力；发现了对自身抗原的抵抗力下降的首个 DNA 药物，如对攻击癌细胞至关重要的蛋白质 WT-1（Wilms Tumor-1）；发现了首个可产生抗前列腺癌特异性 T 细胞 DNA 药物。

肿瘤疫苗临床转化

临床试验，指以人体（患者或健康受试者）为对象、旨在发现或验证某种试验药物的疗效与安全性的系统性试验，是将医药基础创新成果转化为临床实践的必经之路，可在一定程度上体现基础研究向临床转化的活跃程度。

ClinicalTrials.gov 是目前国际上使用最普遍的临床试验注册平台[①]，基于在该平台注册的肿瘤疫苗领域临床试验（检索时间为 2021 年 1 月 28 日），本文从临床试验注册数量、分期、适应证、申办者和临床试验机构等角度，展示全球背景下各国[②]在该领域的临床转化情况。

对于全球肿瘤疫苗领域临床试验，通过全球分析和国际比较，我们做出以下判断：

一是全球肿瘤疫苗领域临床转化日趋活跃，美国境内该领域临床试验最为活跃，德国和中国较为活跃，但与美国尚存在较大差距，前 10 位国家中后 9 位数量加和仅约为美国的一半。

二是全球肿瘤疫苗临床试验大多处于临床试验 I 期和 II 期，离正式上市较远，中国情况相同。

三是全球肿瘤疫苗临床试验最常见的适应证为黑色素瘤、淋巴瘤/白血病、乳腺癌/肿瘤、肺癌/肿瘤和前列腺癌/肿瘤；因疾病谱存在差异，中国肿瘤疫苗临床试验适应证与全球情况有所不同，主要包括宫颈上皮内瘤变、宫颈癌/肿瘤、胶质母细胞瘤/胶质瘤、肺癌/肿瘤和阴道上皮内瘤变。

四是全球肿瘤疫苗领域临床试验申办者以企业、高校及科研院所为主，美国申办者数量最多，美国国立癌症研究所、美国国立卫生研究院临床中心、默沙东公司、纪念斯隆-凯特琳癌症中心、GSK（葛兰素史克）公司和约翰斯·霍普金斯大学 Sidney Kimmel 综合癌症中心表现突出；中国肿瘤疫苗领域临床试验申办者以医疗机构为主，广州复大肿瘤医院、厦门大学、中国人民解放军总医院第五医学中心和上海泽润生物科技有限公司表现活跃。

五是美国为全球肿瘤疫苗领域中开展临床试验的医疗机构数量最多的国家，且全球排名前 20 位医疗机构均为美国医疗机构，其中丹娜法伯癌症研究所、纪念斯隆-凯特琳癌症中心和 MD 安德森癌症中心处于领先地位；中国开展肿瘤疫苗临床试验的医疗机构远远少于美国，表现相对突出的医疗机构是广州复大肿瘤医院、江苏省疾病预防控制中心、台湾医药大学附设医院、台湾成功大学医学院附设医院。

---

① ClinicalTrials.gov 仅为全球临床试验注册数据平台之一，且企业开展以产品上市为目的的临床试验可能不进行注册，因此该数据库注册登记的临床试验数量少于实际开展的数量。

② "临床转化"部分的国家是指临床试验开展地点。

（一）临床试验注册数量

随着肿瘤疫苗领域科学研究不断取得进展，全球肿瘤疫苗临床试验注册数量呈增长趋势。全球肿瘤疫苗领域临床试验共 1772 项，其中近十年约占一半；中国肿瘤疫苗领域临床试验共 102 项，近十年项目数量超过八成。

美国境内的肿瘤疫苗领域临床试验最为活跃，其次德国和中国较为活跃，但与美国尚存在较大差距，前 10 位国家中后 9 位数量加和仅约为美国数量的一半。1971～2021 年，全球肿瘤疫苗领域的临床试验为 1772 项，排名前 10 位的国家依次是美国、德国、中国、英国、加拿大、荷兰、法国、比利时、日本和西班牙；平均每 10 项临床试验中 6 项有美国医院参与开展，平均每 100 项中 6 项有中国医院参与开展。

1. 全球肿瘤疫苗领域的临床转化日趋活跃

随着肿瘤疫苗领域科学研究不断取得进展，全球肿瘤疫苗临床试验呈现出增长趋势。全球肿瘤疫苗领域的临床试验共 1772 项，其中近十年[①]846 项（47.74%），复合增长率为 1.08%；中国肿瘤疫苗领域的临床试验[②]共 102 项（全球占比 5.76%），其中近十年 84 项（82.35%），复合增长率达 16.65%（图 6-1）。

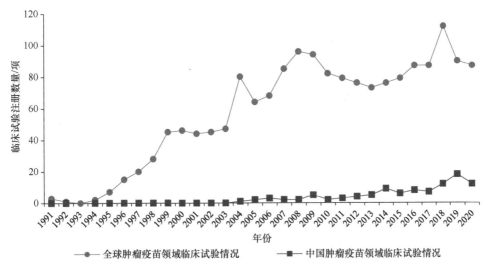

图 6-1 全球和中国肿瘤疫苗领域临床试验注册数量年度分布（1991～2020 年）

注：受制于检索时间（2021 年 1 月 28 日）且数据库收录存在延迟，图中展示的为近 30 年的数据情况

---

① 受制于检索时间（2021 年 1 月 28 日）且数据库收录存在延迟，2021 年数据远低于实际值，此处的近十年是指 2011～2020 年。

② 本报告中"中国肿瘤疫苗领域临床试验"指在中国开展，即有中国医疗机构参与的肿瘤疫苗临床试验。

全球肿瘤疫苗领域的第一项临床试验开展于 1971 年，该项临床试验由新泽西医科和牙科大学申办并开展，是研究自体肿瘤细胞疫苗在治疗复发性喉乳头状瘤患者中的有效性。1995 年之前，临床试验注册数量一直为个位数，1996 年之后数量逐渐增多，由 1996 年的 15 项增至 2020 年的 87 项。

中国肿瘤疫苗领域的第一项临床试验开展于 2004 年，该项临床试验的申办者是 GSK（葛兰素史克）公司，为评估 HPV 疫苗 Cervarix 预防宫颈肿瘤的有效性。中国肿瘤疫苗临床试验数量一直较少，年平均临床试验注册数量仅为 5.94 项，但近三年临床试验数量均超过 10 项。

2. 美国境内肿瘤疫苗领域临床试验最为活跃，其次德国和中国较为活跃，与美国尚存在较大差距

全球范围内肿瘤疫苗领域临床试验以美国境内最为活跃，其次德国和中国较为活跃，前 10 位国家中后 9 位数量加和仅约为美国数量的一半。1971~2021 年，全球肿瘤疫苗领域的临床试验为 1772 项，排名前 10 位的国家依次是美国、德国、中国、英国、加拿大、荷兰、法国、比利时、日本和西班牙，其中美国引领全球（1102 项），德国（109 项）、中国（102 项）处于第二梯队，但数量远少于美国；前 10 位国家中后 9 位数量总和约为美国临床试验数量的一半（1102 项 vs 608 项），中国约为美国的 1/10（9.26%）（图 6-2）。

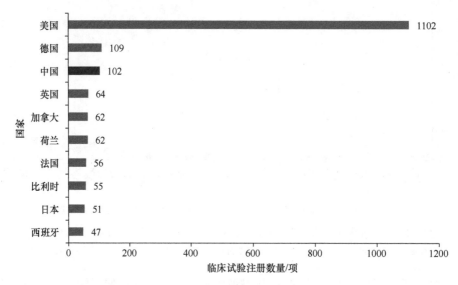

图 6-2　全球肿瘤疫苗领域临床试验注册数量排名前 10 位的国家（1971~2021 年）

全球共 72 个国家开展了肿瘤疫苗领域临床试验，平均每 10 项临床试验中 6 项有美国医院参与开展（1102 项，62.19%）；平均每 100 项中 6 项有中国医院参与开展（102 项，5.76%）。

（二）临床试验分期

根据研究目标、参与者数量及其他特征的不同，临床试验可划分为 0 期[①]、Ⅰ期、Ⅱ期、Ⅲ期和Ⅳ期。

全球肿瘤疫苗领域的临床试验中，处于 0 期的临床试验有 37 项（占比 2.09%）；处于Ⅰ期的临床试验有 588 项（占比 33.18%），处于Ⅰ期/Ⅱ期或Ⅱ期的临床试验有 877 项（占比 49.49%）；进入Ⅱ期/Ⅲ期或Ⅲ期的临床试验有 171 项（占比 9.65%），进入Ⅳ期的临床试验有 35 项（占比 1.98%），如图 6-3 所示[②]。

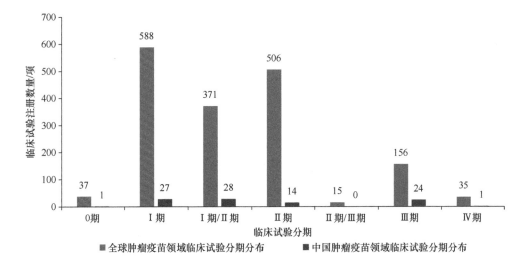

图 6-3　全球肿瘤疫苗领域以注册为目的的临床试验分期分布（1971～2021 年）
注：由于一部分器械或行为干预等临床试验 FDA 未划分分期（以 Not Applicable 描述），另一部分临床试验分期信息缺失，因此各分期临床试验数量之和小于临床试验注册总数

中国肿瘤疫苗领域的临床试验中，处于 0 期的临床试验有 1 项（探讨 DC/肿瘤

① 0 期临床试验是研发人员使用微剂量在少量健康受试者或者病人（通常 6～15 人）进行的单剂量或不超过 7 天的多剂量给药的研究。0 期临床试验的开展有利于早期从一组候选化合物中确定最有研发价值的一个先导化合物进行Ⅰ期临床试验及后续研发。目前，通常只推荐在肿瘤、心血管疾病和神经系统疾病等严重威胁生命的疾病领域的药物研发中开展 0 期临床试验。

② 全球肿瘤疫苗领域的临床试验中，以 Not Applicable 描述和信息缺失的临床试验均有 32 项；中国肿瘤疫苗领域的临床试验中，以 Not Applicable 描述和信息缺失的临床试验分别有 3 项、4 项。

细胞融合疫苗治疗高肿瘤突变负担晚期实体瘤患者的安全性和有效性）；处于Ⅰ期的临床试验有 27 项（占比 26.47%），处于Ⅰ期/Ⅱ期或Ⅱ期的临床试验有 42 项（占比 41.18%）；进入Ⅲ期的临床试验有 24 项（占比 23.53%），进入Ⅳ期的临床试验有 1 项（即评估葛兰素史克公司二价 HPV 疫苗在健康女性受试者中的长期保护作用）。

需要注意的是，中国进入Ⅲ期的肿瘤疫苗临床试验有 18 项（占 3/4）是评估 HPV 疫苗功效、免疫原性、安全性和免疫持久性，包括 GSK（葛兰素史克）公司二价 HPV 疫苗（Cervarix）和 HPV16/18AS04 佐剂疫苗、默沙东公司九价 HPV 疫苗（Gardasil），以及厦门万泰沧海生物技术有限公司二价 HPV 疫苗（Cecolin）和九价 HPV 疫苗（*Escherichia coli*）、上海博唯生物科技有限公司四价、九价 HPV 疫苗（*Hansenula polymorpha*）。

（1）0 期临床试验

全球处于临床 0 期的肿瘤疫苗均用于治疗肿瘤。包括肽/蛋白疫苗（MUC-1 肽疫苗、Gardasil 和 NY-ESO-1b 肽疫苗等）、DC 疫苗（DC、DC/肿瘤细胞融合疫苗等）、肿瘤细胞疫苗、核酸疫苗（DNA 疫苗）及其他（BCG）等。

（2）Ⅰ期临床试验

全球处于临床试验Ⅰ期的肿瘤疫苗绝大多数用于治疗肿瘤，仅有很少部分用于预防 HPV 相关疾病。用于肿瘤治疗的疫苗包括肽/蛋白疫苗（MUC-1 肽疫苗、MUC-2-KLH 疫苗、NY-ESO-1 肽疫苗和 HPV16 E7 肽疫苗等）、DC 疫苗（DC、DC/肿瘤细胞融合疫苗等）、肿瘤细胞疫苗、病毒载体疫苗（麻疹病毒疫苗、流感疫苗和禽痘疫苗等）、核酸疫苗（HPV DNA 疫苗）及其他（BCG、幽门螺杆菌疫苗、混合细菌疫苗等）等。剩余 15 项（占比 2.55%）临床试验为评估 HPV 疫苗用于预防宫颈癌、阴道癌和外阴癌等 HPV 相关疾病的安全性及免疫原性。

（3）Ⅰ期/Ⅱ期或Ⅱ期临床试验

与临床Ⅰ期情况一致，全球处于临床Ⅰ期/Ⅱ期或Ⅱ期的肿瘤疫苗绝大多数用于治疗肿瘤，仅有很少部分用于预防 HPV 相关疾病。用于肿瘤治疗的疫苗包括肽/蛋白疫苗（HER-2/neu 肽疫苗、NeuVax、WT1 疫苗、gp100、单克隆抗体 11D10 抗独特型疫苗、单克隆抗体 3H1 抗独特型疫苗和 id-KLH 疫苗等）、DC 疫苗（DC、DC/肿瘤细胞融合疫苗等）、肿瘤细胞疫苗、病毒载体疫苗（牛痘疫苗、腺病毒/PSA 疫苗、腺病毒 p53 疫苗和减毒麻疹疫苗等）、核酸疫苗（新抗原 DNA 疫苗、VGX 3100 DNA 疫苗等）及其他（BCG、肺炎球菌疫苗、混合细菌疫苗、三价神经节苷脂疫苗等）等。剩余 18 项（占比 2.05%）临床试验为评估 HPV 疫苗用于预防宫颈上皮内瘤变、宫颈癌、阴道癌和外阴癌等 HPV 相关疾病的安全性及免疫原性或研究疫苗接种剂量范围。

（4）Ⅱ期/Ⅲ期或Ⅲ期临床试验

全球处于临床Ⅱ期/Ⅲ期或Ⅲ期的肿瘤疫苗超过一半用于治疗肿瘤，超过四成用于预防 HPV 相关疾病。用于肿瘤治疗的疫苗包括肽/蛋白疫苗（gp96、NeuVax、HPV疫苗、Galinpepimut-S 和自体免疫球蛋白独特型-KLH 结合疫苗等）、DC 疫苗（DC疫苗、DC/肿瘤细胞融合疫苗等）、肿瘤细胞疫苗（AlloStim、HyperAcute）、病毒载体疫苗（TG4010、PANVAC-V、PANVAC-F 等）及其他（BCG、ImprimePGG）等（详见附录）。剩余 78 项（占比 45.61%）临床试验为评估 HPV 疫苗用于预防宫颈上皮内瘤变、宫颈癌、阴道癌和外阴癌等 HPV 相关疾病的有效性、免疫原性和安全性。

（5）Ⅳ期临床试验

处于临床Ⅳ期的肿瘤疫苗约九成用于预防 HPV 相关疾病。剩余 3 项临床试验分别研究了丝裂霉素+BCG 联合治疗 vs. BCG 单一疗法治疗高风险、非肌层浸润性膀胱癌的效果，减少 BCG 灌注时间是否可以降低其在非肌层浸润性膀胱癌患者中引起副作用的严重性，HPV 疫苗 Gardasil 9 减少外阴或肛门病变进展或复发的效果。

（三）临床试验适应证

全球肿瘤疫苗临床试验最常见的适应证为黑色素瘤、淋巴瘤/白血病、乳腺癌/肿瘤、肺癌/肿瘤和前列腺癌/肿瘤；因疾病谱存在差异，中国肿瘤疫苗临床试验适应证与全球情况有所不同，主要包括宫颈上皮内瘤变、宫颈癌/肿瘤、胶质母细胞瘤/胶质瘤、肺癌/肿瘤和阴道上皮内瘤变。

1. 全球肿瘤疫苗临床试验最常见的适应证为黑色素瘤、淋巴瘤/白血病、乳腺癌/肿瘤、肺癌/肿瘤和前列腺癌/肿瘤

全球肿瘤疫苗领域临床试验开展数量排名前 10 位的肿瘤分别是黑色素瘤（448项）、淋巴瘤/白血病（347 项）、乳腺癌/肿瘤（347 项）、肺癌/肿瘤（242 项）、前列腺癌/肿瘤（202 项）、卵巢癌/肿瘤（195 项）、胶质母细胞瘤/胶质瘤（167 项）、结

直肠癌/肿瘤（152 项）、胰腺癌/肿瘤（136 项）和宫颈癌/肿瘤（109 项）（图 6-4）。

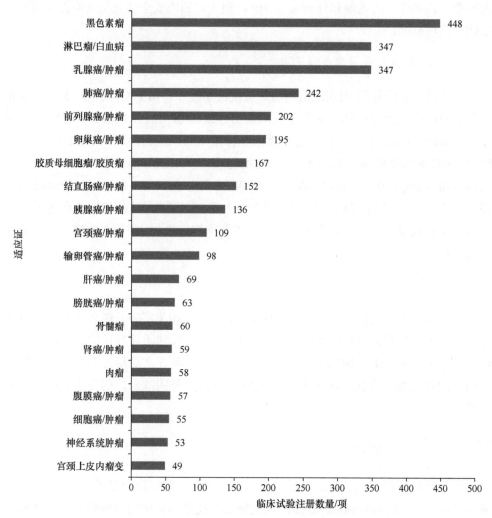

图 6-4　全球肿瘤疫苗领域临床试验注册数量排名前 20 位适应证

注：数据来源于 ClinicalTrials.gov，编写组整理分析。由于有些临床试验有多个适应证，因此上述数量存在重叠，适应证注册数量之和大于临床试验注册总数

2. 中国肿瘤疫苗临床试验最常见的适应证为宫颈上皮内瘤变、宫颈癌/肿瘤、胶质母细胞瘤/胶质瘤、肺癌/肿瘤和阴道上皮内瘤变

因疾病谱存在差异，中国肿瘤疫苗临床试验适应证与全球情况有所不同，中国肿瘤疫苗临床试验常见于宫颈上皮内瘤变（22 项）、宫颈癌/肿瘤（18 项）、胶质母细胞瘤/胶质瘤（15 项）、肺癌/肿瘤（14 项）、阴道上皮内瘤变（13 项）、外阴上皮

内瘤变（11 项）、胰腺癌/肿瘤（9 项）、肝癌/肿瘤（8 项）、肉瘤（5 项）、胃癌/肿瘤（5 项）的临床防治（图 6-5）。

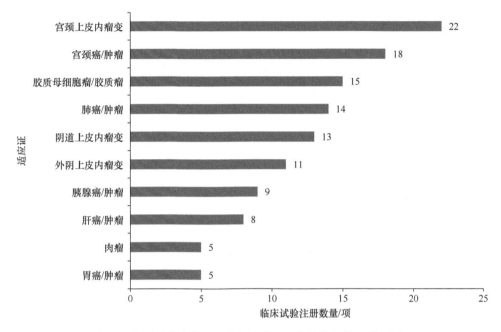

图 6-5　中国肿瘤疫苗领域临床试验注册数量排名前 10 位适应证

注：数据来源于 ClinicalTrials.gov，编写组整理分析。由于有些临床试验有多个适应证，
因此上述数量存在重叠，适应证注册数量之和大于临床试验注册总数

（四）临床试验申办者

全球肿瘤疫苗领域临床试验申办者以企业、高校及科研院所为主，美国申办者数量最多。从申办者类别来看，全球肿瘤疫苗领域临床试验申办者共 443 个，约四成为企业，三成为高校及科研院所。从国家分布来看，申办者数量排名前 5 位的国家分别是美国、中国、德国、英国、日本，其中美国申办者 208 个，中国申办者 43 个，远少于美国。全球在肿瘤疫苗领域表现突出的申办者是美国国立癌症研究所、美国国立卫生研究院临床中心、默沙东公司、纪念斯隆-凯特琳癌症中心、GSK（葛兰素史克）公司和约翰斯·霍普金斯大学 Sidney Kimmel 综合癌症中心。

中国肿瘤疫苗临床试验申办者近六成是医疗机构。中国肿瘤疫苗领域临床试验申办者共 43 个，其中医疗机构有 25 个。中国在肿瘤疫苗领域表现突出的申办者是广州复大肿瘤医院、厦门大学、中国人民解放军总医院第五医学中心和上海泽润生物科技有限公司。

1. 全球肿瘤疫苗领域临床试验申办者以企业、高校及科研院所为主，美国申办者数量最多，美国国立癌症研究所、美国国立卫生研究院临床中心和默沙东公司表现活跃

全球肿瘤疫苗领域临床试验申办者中，企业、高校及科研院所占比最大，美国申办者数量最多。从申办者类别来看，全球肿瘤疫苗领域临床试验申办者共 443 个，约四成为企业（162 个，占 36.57%），三成为高校及科研院所（134 个，占 30.25%），两成为医疗机构（103 个，23.25%），剩余 44 个申办者为个人或基金会等（图 6-6）。从国家分布来看，申办者数量排名前 5 位的国家分别是美国、中国、德国、英国、日本，其中美国申办者 208 个，中国申办者 43 个（图 6-7）。

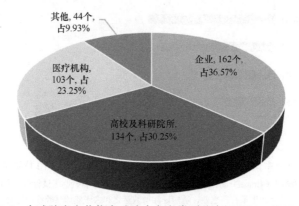

图 6-6　全球肿瘤疫苗临床试验申办者类型分布（1971～2021 年）

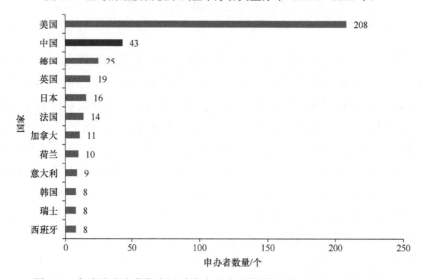

图 6-7　全球肿瘤疫苗临床试验申办者主要国家分布（1971～2021 年）

　　全球肿瘤疫苗临床试验申办者中，美国国立癌症研究所、美国国立卫生研究院临床中心处于领先地位。全球在肿瘤疫苗领域表现突出的申办者是美国国立癌症研究所、美国国立卫生研究院临床中心、默沙东公司、纪念斯隆-凯特琳癌症中心、GSK（葛兰素史克）公司和约翰斯·霍普金斯大学 Sidney Kimmel 综合癌症中心，以上机构申办肿瘤疫苗临床试验的数量均大于 40 项（表 6-1）。

表 6-1　全球肿瘤疫苗领域临床试验注册数量排名前 20 位申办者

序号	申办者		国家	数量/项
	英文名称	中文名称		
1	National Cancer Institute	美国国立癌症研究所	美国	133
2	National Institutes of Health Clinical Center	美国国立卫生研究院临床中心	美国	82
3	Merck Sharp & Dohme Corp.	默沙东公司	美国	49
4	Memorial Sloan-Kettering Cancer Center	纪念斯隆-凯特琳癌症中心	美国	47
5	GlaxoSmithKline	GSK（葛兰素史克）公司	英国	45
6	Sidney Kimmel Comprehensive Cancer Center at Johns Hopkins	约翰斯·霍普金斯大学 Sidney Kimmel 综合癌症中心	美国	45
7	University of Washington	华盛顿大学	美国	37
8	Duke University	杜克大学	美国	35
9	Dana-Farber Cancer Institute	丹娜法伯癌症研究所	美国	34
10	H. Lee Moffitt Cancer Center and Research Institute	H. Lee Moffitt 癌症中心和研究所	美国	29
11	University of Pittsburgh	匹兹堡大学	美国	28
12	University of Virginia	弗吉尼亚大学	美国	28
13	Mayo Clinic	梅奥医学中心	美国	25
14	Herlev Hospital	赫尔雷夫医院	丹麦	22
15	Roswell Park Comprehensive Cancer Center	罗斯维尔帕克癌症研究所	美国	22
16	UCLA Jonsson Comprehensive Cancer Center	加州大学洛杉矶分校强森综合癌症中心	美国	21
17	NantKwest，Inc.	NantKwest 公司	美国	21
18	Ludwig Institute for Cancer Research	路德维希癌症研究所	美国	20
19	MD Anderson Cancer Center	MD 安德森癌症中心	美国	20
20	Fuda Cancer Hospital	广州复大肿瘤医院	中国	15

　　此外，在此次新冠疫苗开发中表现突出的 BioNTech 公司（11 项）、辉瑞公司（3 项）和 Moderna 公司（2 项）均有申办肿瘤疫苗临床试验。

2. 中国肿瘤疫苗临床试验申办者约六成是医疗机构，广州复大肿瘤医院和厦门大学处于领先地位

　　中国肿瘤疫苗临床试验申办者中医疗机构近六成。中国肿瘤疫苗临床试验申办

者共 43 个，其中医疗机构有 25 个（占比 58.14%），高校及科研院所有 10 个（占比 23.26%），企业有 8 个（18.60%），如图 6-8 所示。

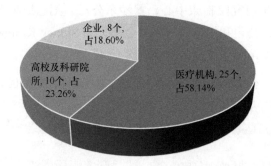

图 6-8　中国肿瘤疫苗临床试验申办者类型分布（1971～2021 年）

中国肿瘤疫苗临床试验申办者中，广州复大肿瘤医院和厦门大学处于领先地位。中国在肿瘤疫苗领域表现突出的申办者是广州复大肿瘤医院、厦门大学、中国人民解放军总医院第五医学中心和上海泽润生物科技有限公司（表 6-2）。

表 6-2　中国肿瘤疫苗临床试验的主要申办者（注册数量≥2 项）

序号	申办者	数量/项
1	广州复大肿瘤医院	15
2	厦门大学	9
3	中国人民解放军总医院第五医学中心	5
4	上海泽润生物科技有限公司	5
5	深圳市康尔诺生物技术有限公司	4
6	上海博华生物技术有限公司	4
7	广东三九脑科医院	3
8	上海长海医院	2
9	中国人民解放军总医院	2
10	中国生物北京生物制品研究所	2
11	浙江大学医学院附属第二医院	2
12	深圳市免疫基因治疗研究院	2
13	深圳市人民医院	2
14	四川大学	2
15	中山大学	2
16	马偕纪念医院（台湾）	2
17	香港中文大学（香港）	2

（五）临床试验机构

全球范围内，美国开展肿瘤疫苗临床试验的医疗机构数量最多，且开展肿瘤疫苗临床试验数量排名前 20 位的医疗机构均为美国机构，丹娜法伯癌症研究所、纪念斯隆-凯特琳癌症中心和 MD 安德森癌症中心处于领先地位。

中国开展肿瘤疫苗临床试验的医疗机构远远少于美国，表现相对突出的医疗机构是广州复大肿瘤医院、江苏省疾病预防控制中心、台湾医药大学附设医院、台湾成功大学医学院附设医院。

1. 全球肿瘤疫苗领域美国开展临床试验的医疗机构数量最多，丹娜法伯癌症研究所、纪念斯隆-凯特琳癌症中心和 MD 安德森癌症中心处于领先地位

全球范围内，美国开展肿瘤疫苗临床试验的医疗机构数量最多。从国家分布来看，医疗机构数量排名前 10 位的国家分别是美国、德国、法国、英国、西班牙、意大利、波兰、加拿大、中国和俄罗斯，其中美国医疗机构 2294 个，中国医疗机构 97 个（含台湾医疗机构 14 个，香港医疗机构 5 个），远远少于美国（图 6-9）。

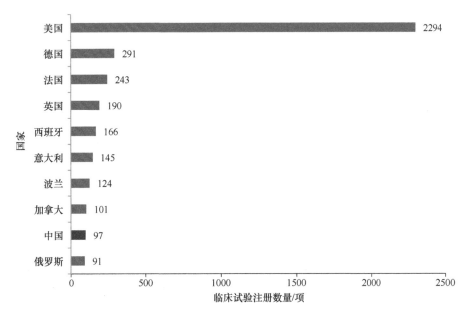

图 6-9　全球肿瘤疫苗领域临床试验医疗机构国家分布（1971～2021 年）

全球开展肿瘤疫苗临床试验数量排名前 20 位的医疗机构均为美国医疗机构，丹娜法伯癌症研究所、纪念斯隆-凯特琳癌症中心和 MD 安德森癌症中心处于领先地位。全球开展肿瘤疫苗临床试验数量排名前 20 位医疗机构均为美国医疗机构，这些医疗机构不仅参与了相关临床试验的开展，在多中心临床试验中往往为组长单位（牵头单位）。其中，前 5 位分别是丹娜法伯癌症研究所、纪念斯隆-凯特琳癌症中心、MD 安德森癌症中心、美国国立卫生研究院临床中心和梅奥医学中心（表 6-3）。

表 6-3　全球开展肿瘤疫苗临床试验数量排名前 20 位医疗机构

序号	临床试验医疗机构		数量/项
	英文名称	中文名称	
1	Dana-Farber Cancer Institute	丹娜法伯癌症研究所	82
2	Memorial Sloan-Kettering Cancer Center	纪念斯隆-凯特琳癌症中心	82
3	MD Anderson Cancer Center	MD 安德森癌症中心	75
4	National Institutes of Health Clinical Center	美国国立卫生研究院临床中心	64
5	Mayo Clinic	梅奥医学中心	63
6	Sidney Kimmel Comprehensive Cancer Center at Johns Hopkins	约翰斯·霍普金斯大学 Sidney Kimmel 综合癌症中心	62
7	Duke University Medical Center	杜克大学医学中心	61
8	H. Lee Moffitt Cancer Center and Research Institute	H. Lee Moffitt 癌症中心和研究所	48
9	Washington University School of Medicine	华盛顿大学医学院	47
10	Roswell Park Comprehensive Cancer Center	罗斯维尔帕克癌症研究所	38
11	City of Hope	希望之城	37
12	Beth Israel Deaconess Medical Center	贝斯以色列女执事医疗中心	36
13	National Cancer Institute	美国国立癌症研究所	35
14	Cleveland Clinic	克利夫兰诊所	32
15	Massachusetts General Hospital	麻省总医院	32
16	Providence Portland Medical Center	普罗维登斯波特兰医疗中心	32
17	Fox Chase Cancer Center	福克斯蔡斯癌症中心	30
18	UCLA Jonsson Comprehensive Cancer Center	加州大学洛杉矶分校强森综合癌症中心	29
19	Warren Grant Magnuson Clinical Center	沃伦格兰特马格努森临床中心	28
20	Icahn School of Medicine at Mount Sinai	西奈山伊坎医学院	21

（1）丹娜法伯癌症研究所

丹娜法伯癌症研究所是全球开展肿瘤疫苗临床试验最多的医疗机构之一。丹娜法伯癌症研究所，全名为哈佛大学医学院附属丹娜法伯癌症研究所，成立于 1947 年，是哈佛大学医学院的癌症专科附属医院，美国联邦政府指定的综合性癌症治疗中心，产生过一位诺贝尔生理或医学奖获得者。1996 年，丹娜法伯癌症研究所与布列根和妇女医院联合成立了丹娜法伯/布列根癌症中心，集综合医疗、外科手术、放疗及最新临床试验为一体，是全球权威的癌症治疗中心。自成立以来，丹娜法伯癌症研究所致力于为癌症患者提供专业的医疗服务，同时通过前沿尖端研究提高对癌症及相关疾病的认识，更好实现诊断、治疗及预防等，在肿瘤基因定位治疗、肿瘤免疫治疗、肿瘤内分泌治疗、肿瘤生物治疗、肿瘤疫苗等方面世界领先。

丹娜法伯癌症研究所开展的肿瘤疫苗临床试验中，疫苗类别涉及肿瘤疫苗的所有开发路线[①]，肽/蛋白疫苗相关临床试验数量最多。其中，肽/蛋白疫苗（20 个）临床试验数量最多（36 项），以个性化新抗原疫苗（NeoVax）、PVX-410 和自体免疫球蛋白独特型-KLH 结合疫苗（FavId）为主；肿瘤细胞疫苗（10 个）临床试验次之（22 项），以 GM-CSF 分泌型肿瘤细胞疫苗（GVAX）和 GM-K562 细胞疫苗为主；DC 疫苗（2 个）和病毒载体疫苗（7 个）临床试验分别有 10 项、8 项；核酸疫苗有 2 个，均为 mRNA 疫苗（RO7198457、mRNA-5671/V941），临床试验仅有 3 项；此外，可溶性 β-葡聚糖 ImprimePGG、KLH 共轭三价神经节苷脂（GM2、GD2 和 GD3）和 BCG 相关临床试验各有 1 项（表 6-4）。

表 6-4　丹娜法伯癌症研究所开展的肿瘤疫苗临床试验情况

疫苗类别	疫苗名称	数量/项	申办者	适应证	分期
肽/蛋白疫苗	个性化新抗原疫苗（NeoVax）	7	Patrick Ott	黑色素瘤、肾癌	I 期
			丹娜法伯癌症研究所	淋巴瘤/白血病、黑色素瘤、胶质母细胞瘤、卵巢癌	
	PVX-410	4	OncoPep 公司	骨髓瘤	I 期
			麻省总医院	乳腺癌、骨髓瘤	
	自体免疫球蛋白独特型-KLH 结合疫苗（FavId）	4	Favrille 公司	淋巴瘤	III 期
			Genitope 公司		II 期
	个性化新抗原疫苗（NEO-PV-01）	3	BioNTech 公司	肺癌、黑色素瘤、膀胱/肿瘤、黑色素瘤、肺癌	I 期
	MDX-1379（gp100、BMS-734019）	2	百时美施贵宝公司	黑色素瘤	III 期
			美国国立癌症研究所		
	单克隆抗体 11D10 抗独特型疫苗（TriAb）、单克隆抗体 3H1 抗独特型疫苗（CeaVac）	2	美国放射治疗肿瘤协作组	肺癌	II 期
			美国肿瘤临床试验联盟	结直肠癌	
	Nelipeimut-S 肽疫苗（NeuVax）	1	美国国立癌症研究所	乳腺癌	II 期

① 肿瘤疫苗的技术路线包括肽/蛋白疫苗、DC 疫苗、肿瘤细胞疫苗、病毒载体疫苗、核酸疫苗及其他。

续表

疫苗类别	疫苗名称	数量/项	申办者	适应证	分期
肽/蛋白疫苗	Proscavax	1	OncBioMune Pharmaceuticals 公司	前列腺癌	II期
	SVN53-67/M57-KLH（SurVaxM）	1	罗斯维尔帕克癌症研究所	胶质母细胞瘤	II期
	多表位叶酸受体α肽疫苗（FR Alpha 肽疫苗）	1	美国学术和社区癌症研究联合会	乳腺癌	II期
	EO2401	1	Enterome 公司	胶质母细胞瘤	I期/II期
	GEN-009	1	Genocea Biosciences 公司	黑色素瘤、肺癌、头颈癌、尿路上皮癌、肾癌	I期/II期
	H3.3K27M 特异性肽疫苗	1	Sabine Mueller	胶质瘤	I期/II期
	Melan-A/MART-1、gp100	1	赛诺菲健赞公司	黑色素瘤	I期/II期
	SL-701	1	Stemline Therapeutics 公司	胶质母细胞瘤	I期/II期
	VBI-1901	1	VBI Vaccines 公司	胶质母细胞瘤	I期/II期
	破伤风疫苗	1	百时美施贵宝公司	癌症/肿瘤	I期/II期
	树突状细胞-gp100-MART-1 抗原疫苗	1	赛诺菲健赞公司	黑色素瘤	I期/II期
	540-548 肽疫苗	1	丹娜法伯癌症研究所	脑和中枢神经系统肿瘤、肉瘤	I期
	GAd-209-FSP、MVA-209-FSP	1	Nouscom 公司	实体瘤	I期
小计	20	36			
肿瘤细胞疫苗	GM-CSF 分泌型肿瘤细胞疫苗（GVAX）	8	Cell Genesys 公司	白血病	II期
			丹娜法伯癌症研究所	骨髓增生异常综合征、白血病	II期
					I期
					Not Applicable
				乳腺癌、肉瘤、肾癌、黑色素瘤、神经母细胞瘤、小儿实体瘤	I期
	GM-K562 细胞疫苗	5	丹娜法伯癌症研究所	淋巴瘤/白血病、骨髓增生异常综合征	I期
			麻省总医院	胶质瘤	
	Sipuleucel-T（Provenge）	2	Dendreon 公司	前列腺癌	III期
			福瑞德·哈金森癌症研究中心		II期
	Algenpantucel-L（HyperAcute-Pancreas）	1	NewLink Genetics 公司	胰腺癌	III期
	CMB305（LV305、G305）	1	Immune Design 公司	肉瘤	III期
	Vigil（FANG、IND14205）	1	Gradalis 公司	肉瘤	III期
	DN24-02	1	Dendreon 公司	尿路上皮癌	II期
	ET140203 T 细胞	1	Eureka Therapeutics 公司	肝癌	I期/II期
	SQZ-PBMC-HPV	1	SQZ Biotechnologies 公司	实体瘤	I期
	CD40 激活的自体急性淋巴细胞白血病细胞疫苗	1	丹娜法伯癌症研究所	白血病	0期
小计	10	22			

续表

疫苗类别	疫苗名称	数量/项	申办者	适应证	分期
DC 疫苗	DC/肿瘤细胞融合疫苗	9	丹娜法伯癌症研究所	黑色素瘤	II 期
				白血病	II 期、I 期
			贝斯以色列女执事医疗中心		II 期
			美国国立心、肺、血液病研究所	骨髓瘤	
			丹娜法伯癌症研究所		I 期
			贝斯以色列女执事医疗中心		——
			贝斯以色列女执事医疗中心	卵巢癌、腹膜癌、输卵管癌	II 期
			赛诺菲健赞公司	肾癌	I 期/II 期
	DC 疫苗	1	Sotio 公司	前列腺癌	III 期
小计	2	10			
病毒载体疫苗	Prostvac	2	Bavarian Nordic 公司	前列腺癌	III 期
			美国国立癌症研究所		II 期
	多抗原 CMV 修饰的牛痘安卡拉疫苗（CMV-MVA 三联苗）	1	希望之城医疗中心	淋巴瘤/白血病	II 期
	重组禽痘-前列腺特异抗原疫苗（rF-PSA）、重组牛痘前列腺特异性抗原疫苗（rV-PSA/VPSA）	1	美国国立癌症研究所	前列腺癌	II 期
	HPV16-E711-19 纳米疫苗（DPX-E7）	1	丹娜法伯癌症研究所	头颈癌、宫颈癌、肛门癌	I 期/II 期
	表达 PSA 的重组牛痘病毒疫苗（rV-PSA 疫苗）	1	美国国立癌症研究所	前列腺癌	I 期
	重组牛痘 DF3/MUC1 疫苗（rV-DF3/MUC1）	1	丹娜法伯癌症研究所	乳腺癌	I 期
	重组牛痘-MUC1 疫苗（rV-MUC-1）、重组牛痘-TRICOM 疫苗（rV-TRICOM）	1	美国国立癌症研究所	乳腺癌	I 期
小计	7	8			
核酸疫苗	RO7198457	2	罗氏公司	肺癌	II 期
			Genentech 公司	黑色素瘤、肺癌、膀胱癌、结直肠癌、乳腺癌、肾癌、头颈癌、其他实体癌	I 期
	mRNA-5671/V941	1	默沙东公司	肺癌、胰腺肿瘤、结直肠肿瘤	I 期
小计	2	3			
其他	ImprimePGG	1	Biothera 公司	结直肠癌	III 期
	KLH 共轭三价神经节苷脂（GM2、GD2 和 GD3）疫苗	1	MabVax Therapeutics 公司	肉瘤	II 期
	BCG	1	Noah Hahn	尿路上皮癌、膀胱癌	I 期/II 期
小计	3	3			

丹娜法伯癌症研究所参与的肿瘤疫苗临床试验中，绝大多数处于Ⅰ期、Ⅱ期，少部分进入临床Ⅲ期，Ⅲ期临床试验中一般为细胞疫苗。82项临床试验中，处于Ⅰ期/Ⅱ期或Ⅱ期的有35项，处于Ⅰ期的有34；进入Ⅲ期的有10项，其中肽/蛋白疫苗临床试验包括 MDX-1379（gp100、BMS-734019）治疗黑色素瘤、自体免疫球蛋白独特型-KLH 结合疫苗（FavId）治疗淋巴瘤；肿瘤细胞疫苗临床试验包括 Algenpantucel-L（HyperAcute-Pancreas）治疗胰腺癌、Sipuleucel-T 治疗前列腺癌、CMB305（LV305、G305）和 Vigil（FANG、IND14205）治疗肉瘤；DC 疫苗治疗前列腺癌，病毒载体疫苗临床试验为 Prostvac 治疗前列腺癌，以及可溶性 β-葡聚糖 ImprimePGG 治疗结直肠癌（表 6-4）。

（2）纪念斯隆-凯特琳癌症中心

纪念斯隆-凯特琳癌症中心是全球开展肿瘤疫苗临床试验最多的医疗机构之一。它是世界上历史最悠久、规模最大的私立癌症中心，也是美国国立癌症研究所指定的综合癌症中心之一，美国最好的癌症中心之一。纪念斯隆-凯特琳癌症中心一直致力于病人护理、研究创新，以及更好地理解、诊断和治疗癌症，其特色之一是医生和研究人员之间的密切合作，有利于新药和新的治疗方法能够更快地投入临床使用，从而为患者提供先进的治疗技术。

纪念斯隆-凯特琳癌症中心开展的肿瘤疫苗临床试验中，疫苗类别涉及肿瘤疫苗的所有开发路线[①]，肽/蛋白疫苗相关临床试验数量最多。其中，肽/蛋白疫苗（35个）临床试验数量最多（53项），以 WT1 疫苗和 MUC1-KLH 疫苗为主；核酸疫苗有 6 个，临床试验 9 项；肿瘤细胞疫苗 4 个，临床试验 5 项；病毒载体疫苗和 DC 疫苗分别有 4 个、2 个，临床试验均有 4 项；此外，BCG 临床试验有 4 项，GD2、GD3、Globo H、岩藻糖基 GM1 和 N-丙酰化聚唾液酸的 KLH 缀合物，MMC、BCG，三价神经节苷脂疫苗（GM2、GD2 和 GD3）相关临床试验各有 1 项（表 6-5）。

表 6-5　纪念斯隆-凯特琳癌症中心开展的肿瘤疫苗临床试验情况

疫苗类别	疫苗名称	数量/项	申办者	适应证	分期
肽/蛋白疫苗	WT1 疫苗	6	塞拉斯生命科学集团公司	胸膜间皮瘤、白血病	Ⅱ期
			塞拉斯生命科学集团公司	急性粒细胞性白血病|卵巢癌|大肠癌|三阴性乳腺癌|小细胞肺癌	Ⅰ期/Ⅱ期
			纪念斯隆-凯特琳癌症中心	白血病、肺癌、间皮瘤、骨髓增生异常综合征、腹膜腔癌	Ⅰ期
			塞拉斯生命科学集团公司	骨髓瘤	Not Applicable

---

① 肿瘤疫苗的技术路线包括肽/蛋白疫苗、DC 疫苗、肿瘤细胞疫苗、病毒载体疫苗、核酸疫苗及其他。

续表

疫苗类别	疫苗名称	数量/项	申办者	适应证	分期
	MUC1-KLH 疫苗	4	纪念斯隆-凯特琳癌症中心	前列腺癌、乳腺癌、输卵管癌、卵巢癌、腹膜腔癌	I 期
	DEC-205/NY-ESO-1 融合疫苗（CDX-1401）	2	美国国立癌症研究所	输卵管癌、卵巢癌、腹膜腔癌	I 期/II 期
			Celldex Therapeutics 公司	癌症	
	gp100	2	纪念斯隆-凯特琳癌症中心	黑色素瘤	II 期 0 期
	GRT-C901、GRT-R902	2	Gritstone Oncology 公司	肺癌、大肠癌、胃癌、胰腺癌	I 期/II 期
	HSPPC-96	2	纪念斯隆-凯特琳癌症中心	肉瘤 胰腺癌	II 期 I 期
	KLH 二价抗原结合疫苗（GD2L 和 GD3L）	2	纪念斯隆-凯特琳癌症中心	成神经细胞瘤 黑色素瘤	I 期/II 期 Not Applicable
	MUC-2-KLH 疫苗	2	纪念斯隆-凯特琳癌症中心	前列腺癌	I 期
	NY-ESO-1 OLP4	2	路德维希癌症研究所	卵巢癌、输卵管癌、腹膜、黑色素瘤	I 期
	NY-ESO-1 疫苗	2	路德维希癌症研究所	膀胱癌	I 期
			纪念斯隆-凯特琳癌症中心	输卵管癌、卵巢癌、腹膜腔癌	
肽/蛋白疫苗	ras 肽疫苗	2	纪念斯隆-凯特琳癌症中心	肺癌、白血病、骨髓增生异常综合征	I 期
	自体免疫球蛋白独特型-KLH 结合疫苗	2	Favrille 公司	淋巴瘤	III 期 II 期
	209-217（gp100）、OVA BiP 肽和 HSP70 融合疫苗	1	纪念斯隆-凯特琳癌症中心	黑色素瘤	I 期
	Abagovomab	1	Menarini Group 公司	卵巢癌	II 期/III 期
	bcr-abl 肽疫苗	1	纪念斯隆-凯特琳癌症中心	白血病	II 期
	Globo-H-GM2-Lewis-y-MUC1-32（aa）-sTn（c）-TF（c）-Tn（c）-KLH 结合疫苗	1	纪念斯隆-凯特琳癌症中心	乳腺癌	Not Applicable
	Globo-H-GM2-Lewisy-MUC1-Tn（c）-TF（c）-Tn（c）多价结合疫苗	1	纪念斯隆-凯特琳癌症中心	前列腺癌	II 期
	Globo-H-GM2-sTn-TF-Tn-KLH 结合疫苗	1	纪念斯隆-凯特琳癌症中心	输卵管、卵巢癌、腹膜癌	I 期
	GM2-KLH 疫苗	1	纪念斯隆-凯特琳癌症中心	乳腺癌	I 期
	KLH 多价抗原结合疫苗（NSC 748933）	1	美国妇科肿瘤学组	输卵管癌、卵巢癌、腹膜腔癌	II 期
	MDX-1379	1	百时美施贵宝公司	黑色素瘤	III 期
	MUC-2-Globo H-KLH 结合疫苗	1	纪念斯隆-凯特琳癌症中心	前列腺癌	I 期

续表

疫苗类别	疫苗名称	数量/项	申办者	适应证	分期
肽/蛋白疫苗	NEO-PV-01	1	BioNTech 公司	膀胱癌、黑色素瘤、肺癌	I 期
	PSA-KLH 结合疫苗	1	纪念斯隆-凯特琳癌症中心	肺癌	II 期
	recMAGE-A3＋AS15	1	路德维希癌症研究所	骨髓瘤	I 期
	rsPSMA 蛋白加 Alhydrogel 疫苗	1	纪念斯隆-凯特琳癌症中心	前列腺癌	I 期
	sialyl Lewisª-KLH 结合疫苗	1	纪念斯隆-凯特琳癌症中心	乳腺癌	Not Applicable
	TF（c）-KLH 结合疫苗	1	纪念斯隆-凯特琳癌症中心	前列腺癌	I 期
	TPIV200 / huFR-1（TPIV200）	1	纪念斯隆-凯特琳癌症中心	卵巢癌	II 期
	WT1 疫苗、NY-ESO-1 疫苗	1	纪念斯隆-凯特琳癌症中心	卵巢癌、输卵管癌、腹膜癌	I 期
	单克隆抗体 11D10 抗独特型疫苗、单克隆抗体 3H1 抗独特型疫苗	1	美国肿瘤临床试验联盟	大肠癌	II 期
	单克隆抗体 A1G4 抗独特型疫苗	1	纪念斯隆-凯特琳癌症中心	神经母细胞瘤	I 期
	单克隆抗体 ACA125 抗独特型疫苗（MOAB ACA125）	1	纪念斯隆-凯特琳癌症中心	输卵管癌、卵巢癌、腹膜腔癌	I 期
	多价 KLH 疫苗	1	纪念斯隆-凯特琳癌症中心	输卵管癌、卵巢癌、腹膜癌	Not Applicable
	叶酸受体 α（FRα）肽疫苗	1	Marker Therapeutics 公司	卵巢癌	II 期
小计	35	53			
核酸疫苗	gp100 质粒 DNA 疫苗	2	纪念斯隆-凯特琳癌症中心	黑色素瘤	I 期
	RO7198457（BNT122）	2	纪念斯隆-凯特琳癌症中心	胰腺癌	I 期
			Genentech 公司	黑色素瘤、肺癌、膀胱癌、大肠癌、乳腺癌、肾癌、头颈癌	
	酪氨酸酶 DNA 疫苗	2	Ichor Medical Systems 公司	黑色素瘤	I 期
			纪念斯隆-凯特琳癌症中心		
	CD20 DNA 疫苗	1	纪念斯隆-凯特琳癌症中心	淋巴瘤	I 期
	MAB HER 2（HERCEPTIN）	1	纪念斯隆-凯特琳癌症中心	乳腺癌	I 期
	前列腺特异性膜抗原 DNA 疫苗	1	纪念斯隆-凯特琳癌症中心	肾癌	I 期
小计	6	9			
肿瘤细胞疫苗	肿瘤细胞疫苗	2	美国妇科肿瘤学组	卵巢癌	II 期
			纪念斯隆-凯特琳癌症中心	前列腺癌	I 期/II 期
	CMB305	1	Immune Design 公司	肉瘤	III 期
	DN24-02	1	Dendreon 公司	尿路上皮癌	II 期
	Vigil	1	Gradalis 公司	肉瘤	III 期
小计	4	5			

续表

疫苗类别	疫苗名称	数量/项	申办者	适应证	分期
病毒载体疫苗	Ad-E6E7、MG1-E6E7	1	Turnstone Biologics 公司	HPV 相关癌症	Ⅰ期
	HB-201、HB-202	1	Hookipa Biotech 公司	HPV 相关鳞状细胞癌	Ⅰ期/Ⅱ期
	PF-06753512（VBIR-1 或 PrCa VBIR）	1	辉瑞公司	前列腺肿瘤	Ⅰ期
	PROSTVAC -V、PROSTVAC-F	1	美国国立癌症研究所	前列腺癌	Ⅱ期
小计	4	4			
DC 疫苗	DC 疫苗	3	纪念斯隆-凯特琳癌症中心	黑色素瘤、骨髓瘤	Ⅰ期
	DC/肿瘤细胞融合疫苗	1	美国国立心、肺、血液病研究所	骨髓瘤	Ⅱ期
小计	2	4			
其他	BCG	4	欧洲癌症研究与治疗组织	肺癌	Ⅲ期
			美国西南肿瘤学组		Ⅲ期
			纪念斯隆-凯特琳癌症中心	膀胱癌	Ⅱ期
					Ⅰ期/Ⅱ期
	GD2、GD3、Globo H、岩藻糖基 GM1 和 N-丙酰化聚唾液酸的 KLH 缀合物	1	纪念斯隆-凯特琳癌症中心	肺癌	Ⅰ期
	MMC、BCG	1	纪念斯隆-凯特琳癌症中心	膀胱癌	Ⅲ期
	三价神经节苷脂疫苗（GM2、GD2 和 GD3）	1	MabVax Therapeutics 公司	肉瘤	Ⅱ期
小计	4	7			

纪念斯隆-凯特琳癌症中心参与的肿瘤疫苗临床试验中，绝大多数处于Ⅰ期，少部分进入临床Ⅲ期。82 项临床试验中，处于Ⅰ期的有 41 项，处于Ⅰ期/Ⅱ期或Ⅱ期的有 27 项；进入Ⅱ期/Ⅲ期或Ⅲ期的有 8 项，其中肽/蛋白疫苗临床试验包括 MDX-1379 治疗黑色素瘤、Abagovomab 治疗卵巢癌和自体免疫球蛋白独特型-KLH 结合疫苗治疗淋巴瘤，肿瘤细胞疫苗临床试验为 CMB305、Vigil 均治疗肉瘤，以及 BCG 治疗肺癌和膀胱癌、MMC 和 BCG 治疗膀胱癌（表 6-5）。

（3）MD 安德森癌症中心

MD 安德森癌症中心在全球开展肿瘤疫苗临床试验数量排名中位居第三位。MD 安德森癌症中心始建于 1941 年，位于美国南部得克萨斯州休斯敦市，是世界知名的癌症诊治、研究中心，美国肿瘤医学会指定的综合性癌症治疗中心之一。MD 安德森癌症中心致力于为患者提供包括靶向疗法、手术、放疗、化疗和质子疗法、免疫疗法，以及多种疗法的联合治疗，跨学科的专家团队通过密切合作为患者制定个性化的治疗方案。MD 安德森癌症中心在美国国立癌症研究所获得研究经费，在所得经费种类和金额上均名列首位，其通过开展研究不断探索临床上更为有效、更少创伤的新型治疗方法。

MD 安德森癌症中心开展的肿瘤疫苗临床试验中，疫苗类别涉及肿瘤疫苗的所有开发路线[①]，肽/蛋白疫苗相关临床试验数量最多。其中，肽/蛋白疫苗（35 个）临床试验数量最多（51 项），以 NeuVax 和 PR1 肽疫苗为主；肿瘤细胞疫苗、病毒载体疫苗均有 5 个，临床试验均有 5 项；DC 疫苗有 2 个，临床试验 5 项；核酸疫苗有 4 个，临床试验 4 项；此外，BCG 临床试验有 3 项，ImprimePGG、肺炎球菌疫苗（Prevnar）相关临床试验各有 1 项（表 6-6）。

MD 安德森癌症中心参与的肿瘤疫苗临床试验中，绝大多数处于Ⅰ期/Ⅱ期或Ⅱ期，约二成进入临床Ⅲ期，Ⅲ期临床试验中约一半是肽/蛋白疫苗。75 项临床试验中，处于Ⅰ期/Ⅱ期或Ⅱ期有 45 项，处于Ⅰ期的有 15 项；进入Ⅲ期的有 13 项，处于Ⅳ期的有 1 项（Gardasil 9 治疗血液系统恶性肿瘤）。进入Ⅲ期的临床试验中，肽/蛋白疫苗临床试验包括 NeuVax 治疗乳腺癌，IMA901 治疗肾癌，gp100、CancerVax疫苗（CANVAXIN）和 POL-103A 均用于治疗黑色素瘤，Galinpepimut-S 用于治疗白血病，自体免疫球蛋白独特型-KLH 结合疫苗用于治疗淋巴瘤；肿瘤细胞疫苗CMB305（LV305、G305）用于治疗肉瘤，以及 BCG 治疗膀胱癌、ImprimePGG 治疗大肠癌（表 6-6）。

表 6-6　MD 安德森癌症中心开展的肿瘤疫苗临床试验情况

疫苗类别	疫苗名称	数量/项	申办者	适应证	分期
肽/蛋白疫苗	NeuVax	4	Galena Biopharma 公司	乳腺癌	Ⅲ期
			Cancer Insight 公司		Ⅱ期
			George E. Peoples		
			美国国立癌症研究所		
	PR1 肽疫苗	4	MD 安德森癌症中心	白血病、骨髓增生异常综合征	Ⅱ期
			The Vaccine 公司	骨髓增生异常综合征	
			美国国立癌症研究所	白血病	Ⅰ期/Ⅱ期
	CancerVax 疫苗（CANVAXIN）	3	CancerVax 公司	黑色素瘤	Ⅲ期
					Ⅱ期
	gp100	3	百时美施贵宝公司	黑色素瘤	Ⅲ期
			美国国立癌症研究所		
			MD 安德森癌症中心		Ⅰ期

---

① 肿瘤疫苗的技术路线包括肽/蛋白疫苗、DC 疫苗、肿瘤细胞疫苗、病毒载体疫苗、核酸疫苗及其他。

续表

疫苗类别	疫苗名称	数量/项	申办者	适应证	分期
	DSP-7888	2	Sumitomo Dainippon Pharma Oncology 公司	胶质母细胞瘤	II期
				黑色素瘤、肺癌、肾癌、肝癌、结直肠癌、胃癌、宫颈癌、腹膜癌、卵巢癌、输卵管癌	I期/II期
	Galinpepimut-S	2	塞拉斯生命科学集团公司	白血病	III期
				白血病、卵巢癌、大肠癌、乳腺癌、肺癌	I期/II期
	gp100、MAGE-3	2	MD 安德森癌症中心	黑色素瘤	II期
	GRT-C903、GRT-R904	2	Gritstone Oncology 公司	肺癌、大肠癌、胃癌、胰腺癌	I期/II期
	肽疫苗	2	美国国立癌症研究所	黑色素瘤	III期
			MD 安德森癌症中心	骨髓瘤	0期
	肿瘤相关肽疫苗	2	Craig L. Slingluff，Jr	黑色素瘤	II期
			MD 安德森癌症中心	大肠癌、胰腺癌	I期
	bcr-abl 肽疫苗	1	纪念斯隆-凯特琳癌症中心	白血病	II期
	CML-VAX B2、CML-VAX B3	1	MD 安德森癌症中心	白血病	II期
	EO2401	1	Enterome 公司	肾癌	I期/II期
	Gardasil 9	1	MD 安德森癌症中心	血液系统恶性肿瘤	IV期
	GEN-009	1	Genocea Biosciences 公司	黑色素瘤、肺癌、头颈癌、肾癌	I期/II期
肽/蛋白疫苗	GP2 肽+GM-CSF 疫苗、AE37+GM-CSF 疫苗	1	圣安东尼奥健康科学中心	乳腺癌	II期
	HSPPC-96	1	Agenus 公司	淋巴瘤	II期
	id-KLH 疫苗	1	宾夕法尼亚大学	骨髓瘤	II期
	IMA901	1	Immatics Biotechnologies 公司	肾癌	III期
	ISA101	1	MD 安德森癌症中心	实体瘤	II期
	ISA101b	1	MD 安德森癌症中心	口咽癌	II期
	KLH 疫苗	1	MD 安德森癌症中心	骨髓瘤	II期
	LPV7	1	Craig L. Slingluff，Jr	黑色素瘤	I期/II期
	MP 疫苗、MHP 疫苗	1	Craig L. Slingluff，Jr	黑色素瘤	I期/II期
	NEO-PV-01	1	BioNTech 公司	膀胱癌、黑色素瘤、肺癌	I期
	PDS0101	1	MD 安德森癌症中心	宫颈癌	II期
	PEP-3-KLH 结合疫苗	1	John Sampson	脑癌	II期
	POL-103A	1	Polynoma 公司	黑色素瘤	III期
	PVX-410	1	OncoPep 公司	骨髓瘤	I期
	WT2725	1	Sunovion 公司	癌症	I期
	XmAb14045	1	Xencor 公司	白血病	I期
	单克隆抗体 11D10 抗独特型疫苗、单克隆抗体 3H1 抗独特型疫苗	1	美国放射治疗肿瘤协作组	肺癌	II期

疫苗类别	疫苗名称	数量/项	申办者	适应证	分期
肽/蛋白疫苗	单克隆抗体 11D10 抗独特型疫苗、单克隆抗体 GD2 抗独特型疫苗	1	美国西南肿瘤学组	肺癌	II 期
	叶酸结合蛋白（FBP）肽疫苗（E39 和 J65）	1	George E. Peoples	乳腺癌、卵巢癌	I 期
	自体免疫球蛋白独特型-KLH 结合疫苗	1	Favrille 公司	淋巴瘤	III 期
小计	35	51			
肿瘤细胞疫苗	CMB305（LV305, G305）	1	Immune Design 公司	肉瘤	III 期
	DN24-02	1	Dendreon 公司	尿路上皮癌	II 期
	HS-410	1	Heat Biologics 公司	膀胱癌	I 期/II 期
	M-Vax	1	AVAX Technologies 公司	黑色素瘤	I 期/II 期
	SQZ-PBMC-HPV	1	SQZ Biotechnologies 公司	实体瘤	I 期
小计	5	5			
病毒载体疫苗	HB-201、HB-202	1	Hookipa Biotech 公司	HPV 相关癌症	I 期/II 期
	Ad-E6E7、MG1-E6E7	1	Turnstone Biologics 公司	HPV 相关癌症	
	ALVAC-hB7.1	1	美国国立癌症研究所	卵巢癌	I 期
	Nous-209	1	Nouscom 公司	实体瘤	
	PANVAC-V、PANVAC-F	1	美国国立癌症研究所	乳腺癌	II 期
小计	5	5			
DC 疫苗	DC 疫苗	4	MD 安德森癌症中心	黑色素瘤	II 期
			Kiromic 公司	血液系统癌症	I 期/II 期
			MD 安德森癌症中心	白血病	
			加州大学洛杉矶分校强森综合癌症中心	前列腺癌	I 期
	DC/肿瘤细胞融合疫苗	1	美国国立心、肺、血液病研究所	骨髓瘤	II 期
小计	2	5			
核酸疫苗	MEDI0457（INO-3112）	1	MD 安德森癌症中心	HPV 相关癌症	II 期
	DNA 疫苗	1	MD 安德森癌症中心	白血病	I 期/II 期
	NY-ESO-1 质粒 DNA 疫苗（pPJV7611）	1	路德维希癌症研究所	前列腺癌、膀胱癌、肺癌、食道癌、肉瘤	I 期
	scFv-趋化因子 DNA 疫苗	1	MD 安德森癌症中心	淋巴瘤	I 期
小计	4	4			
其他	BCG	3	美国西南肿瘤学组	膀胱癌	III 期
			Anthra Pharmaceuticals 公司		
			美国妇科肿瘤学组	卵巢癌	II 期
	ImprimePGG	1	Biothera 公司	大肠癌	III 期
	肺炎球菌疫苗（Prevnar）	1	MD 安德森癌症中心	白血病	II 期
小计	3	5			

（4）美国国立卫生研究院临床中心

美国国立卫生研究院临床中心在全球开展肿瘤疫苗临床试验数量排名中位居第四位。美国国立卫生研究院临床中心创建于 1887 年，位于美国马里兰州贝塞斯达市，是美国最大的临床研究医院和重要的医药卫生资源。临床中心是美国国立卫生研究院的重要部分，受到大力扶持及资助，开展了大量临床新药、诊断治疗等新技术的相关临床试验，且能够相对快速地将实验室研究成果转变成新方法用于疾病的诊断、治疗和预防。

美国国立卫生研究院临床中心开展的肿瘤疫苗临床试验中，疫苗类别涉及肿瘤疫苗的所有开发路线[①]，病毒载体疫苗相关临床试验数量最多。其中，病毒载体疫苗（14 个）临床试验数量最多（25 项），以 PROSTVAC-F、PROSTVAC-V 为主；肽/蛋白疫苗（19 个）临床试验有 23 项；肿瘤细胞疫苗（3 个）、DC 疫苗（1 个）分别有临床试验 7 项、6 项，mRNA 疫苗有 1 项；此外，GI-6207、重组人 IL-7-hyFc（NT-I7）相关临床试验各有 1 项（表 6-7）。

美国国立卫生研究院临床中心参与的肿瘤疫苗临床试验中，全部处于 I 期和 II 期。64 项临床试验中，处于 I 期的有 24 项，处于 I 期/II 期或 II 期有 40 项（表 6-7）。

表 6-7　美国国立卫生研究院临床中心开展的肿瘤疫苗临床试验情况

疫苗类别	疫苗名称	数量/项	申办者	适应证	分期
病毒载体疫苗	PROSTVAC-F、PROSTVAC-V	10	美国国立癌症研究所	前列腺癌/肿瘤	II 期、I 期/II 期
				前列腺肿瘤	I 期
	PANVAC-V、PANVAC-F	2		乳腺癌	II 期
				腺癌、大肠癌、卵巢癌、乳腺癌	I 期/II 期
	ETBX-011、ETBX-061 和 ETBX-051	2		头颈癌/肿瘤	I 期/II 期
				前列腺癌/肿瘤、肺癌、乳腺癌、结肠癌	I 期
	ALVAC MART-1 疫苗	1		黑色素瘤	II 期
	Brachyury-TRICOM	1		乳腺癌	I 期
	ETBX-071、ETBX-061 和 ETBX-051	1		前列腺癌/肿瘤	I 期
	MVA-BN-CV301	1		实体瘤	I 期/II 期
	MVA-brachyury-TRICOM	1		肺癌、乳腺癌、前列腺癌、卵巢癌	I 期
	PANVAC/BCG	1		膀胱癌	II 期
	PF-06753512（VBIR-1、PrCa VBIR）	1	辉瑞公司	前列腺肿瘤	I 期

---

① 肿瘤疫苗的技术路线包括肽/蛋白疫苗、DC 疫苗、肿瘤细胞疫苗、病毒载体疫苗、核酸疫苗及其他。

续表

疫苗类别	疫苗名称	数量/项	申办者	适应证	分期
病毒载体疫苗	PRGN-2009	1	美国国立癌症研究所	HPV 相关癌症	Ⅰ期/Ⅱ期
	rV-CEA（6D）-TRICOM	1		肝肿瘤	Ⅰ期
	重组牛痘-CEA（6D）/TRICOM 疫苗	1		乳腺肿瘤	Ⅰ期/Ⅱ期
	重组牛痘-TRICOM 疫苗	1		前列腺癌	Ⅱ期
小计	14	25			
肽/蛋白疫苗	BN-Brachyury 疫苗	2	美国国立癌症研究所	小肠癌、大肠癌	Ⅱ期
				前列腺癌/肿瘤	Ⅰ期/Ⅱ期
	gp100	2		黑色素瘤	Ⅱ期
	id-KLH 疫苗	2		淋巴瘤	Ⅰ期
	WT1 疫苗、PR1 肽疫苗	2	美国国立心、肺、血液病研究所	骨髓增生异常综合征、白血病	Ⅱ期
				骨髓增生异常综合征	Ⅰ期
	p53（264-272）肽疫苗	1	美国国立癌症研究所	乳腺癌、结肠癌、胰腺癌、肉瘤、卵巢癌	Ⅰ期
	Ad-CEA 疫苗	1		大肠癌/肿瘤	Ⅱ期
	ALVAC NY-ESO-1 疫苗	1		黑色素瘤、肾癌	Ⅱ期
	Brachyury 蛋白疫苗（GI-6301）	1		结肠肿瘤、腺癌	Ⅰ期
	EBV gp350-铁蛋白疫苗	1		EBV 相关疾病	Ⅰ期
	EBV-LMP-2	1	美国国立卫生研究院临床中心	鼻咽肿瘤	Ⅰ期
	Gardasil	1		HPV 相关疾病	Ⅰ期
	HSPPC-96	1		胶质母细胞瘤	Ⅱ期
	p53 肽疫苗	1		卵巢肿瘤	Ⅱ期
	PDS0101	1		HPV 相关癌症	Ⅰ期/Ⅱ期
	TARP 肽疫苗、TARP DC 疫苗	1	美国国立癌症研究所	前列腺肿瘤	Ⅰ期
	WT1 疫苗	1		白血病、骨髓增生异常综合征	Ⅰ期/Ⅱ期
	独特型疫苗	1		淋巴瘤	Ⅱ期
	肽疫苗	1		肉瘤	Ⅱ期
	自体免疫球蛋白独特型-KLH 结合疫苗	1		骨髓瘤	Ⅱ期
小计	19	23			
肿瘤细胞疫苗	肿瘤细胞疫苗	5	NewLink Genetics 公司	肺癌/肿瘤	Ⅰ期/Ⅱ期
			美国国立癌症研究所	间皮瘤、食道癌、肺癌、肉瘤、胸腺瘤、黑色素瘤	Ⅰ期
	E7 TCR 细胞	1		宫颈上皮内瘤变、外阴肿瘤	Ⅰ期/Ⅱ期
	H1299 裂解液疫苗	1		胸癌、肉瘤、黑色素瘤	Ⅰ期/Ⅱ期
	3	7			

疫苗类别	疫苗名称	数量/项	申办者	适应证	分期
DC 疫苗	DC 疫苗	6	美国国立癌症研究所	前列腺癌/肿瘤、黑色素瘤、胃癌、乳腺癌、卵巢癌、胰腺癌、肉瘤	Ⅱ期
				神经母细胞瘤、肉瘤	Ⅰ期/Ⅱ期
				乳腺癌/肿瘤、腺癌	Ⅰ期
小计	1	6			
核酸疫苗	mRNA 疫苗	1	美国国立癌症研究所	黑色素瘤、结肠癌、胃癌、肝癌	Ⅰ期/Ⅱ期
小计	1	1			
其他	GI-6207	1	美国国立癌症研究所	前列腺癌、乳腺癌、肺癌、大肠癌、头颈癌	Ⅰ期
	重组人 IL-7-hyFc（NT-I7）	1		乳腺癌、大肠腺癌、膀胱癌	Ⅰ期
小计	2	2			

（5）梅奥医学中心

梅奥医学中心在全球开展肿瘤疫苗临床试验数量排名中位居第五位。梅奥医学中心创建于 1863 年，是美国规模最大、设备最先进的综合性医疗体系。梅奥医学中心是一家致力于临床护理、教育培训和科学研究的非营利性学术医疗机构，为每一位患者提供专家级的"整体健康"服务。由于拥有涵盖所有专科领域的经验丰富的医生队伍，及从最高分辨率的成像设备到机器人手术系统的最先进的诊疗技术，且各专科医生都积极参与研究活动以不断研究全新的、更有效的治疗手段，梅奥医学中心每年会为超过 100 万患者提供医疗服务，并在多项质量评估中名列前茅。

梅奥医学中心开展的肿瘤疫苗临床试验中，疫苗类别涉及肿瘤疫苗的所有开发路线[①]，肽/蛋白疫苗相关临床试验数量最多。其中，肽/蛋白疫苗（25 个）临床试验数量最多，有 30 项；肿瘤细胞疫苗（10 个）临床试验有 14 项，以 GVAX 为主；DC 疫苗（2 个）临床试验有 7 项，病毒载体疫苗（4 个）临床试验有 6 项，核酸疫苗（2 个）临床试验 2 项；此外，BCG 临床试验有 2 项，13 价肺炎结合疫苗、TAEK-VAC-HerBy 相关临床试验各有 1 项（表 6-8）。

梅奥医学中心参与的肿瘤疫苗临床试验中，约四成处于Ⅰ期/Ⅱ期或Ⅱ期，约二成进入临床Ⅲ期，Ⅲ期临床试验中约一半是细胞疫苗。63 项临床试验中，处于Ⅰ期/Ⅱ期或Ⅱ期的有 26 项，处于Ⅰ期的有 9 项；进入Ⅲ期的有 17 项，处于Ⅳ期的有 1 项（Gardasil 预防 HPV 相关疾病）。进入Ⅲ期的临床试验中，肽/蛋白疫苗临床试验

---

① 肿瘤疫苗的技术路线包括肽/蛋白疫苗、DC 疫苗、肿瘤细胞疫苗、病毒载体疫苗、核酸疫苗及其他。

包括 gp100、POL-103A 用于治疗黑色素瘤，PR1 肽疫苗用于治疗白血病，自体免疫球蛋白独特型-KLH 结合疫苗用于治疗淋巴瘤；肿瘤细胞疫苗临床试验包括 GVAX、Sipuleucel-T 用于治疗前列腺癌，CMB305、Vigil 用于治疗肉瘤，belagenpumatucel-L（Lucanix）用于治疗肺癌/肿瘤，Algenpantucel-L 用于治疗胰腺癌；病毒载体疫苗 PROSTVAC-F、PROSTVAC-V 用于治疗前列腺癌；DC 疫苗用于治疗前列腺癌，以及 BCG 治疗肺癌、膀胱癌（表 6-8）。

表 6-8 梅奥医学中心开展的肿瘤疫苗临床试验情况

疫苗类别	疫苗名称	数量/项	申办者	适应证	分期
肽/蛋白疫苗	FR Alpha 肽疫苗	2	美国学术和社区癌症研究联合会	乳腺癌	II 期
			梅奥医学中心	乳腺癌、输卵管癌、卵巢癌、腹膜癌	I 期
	H2NVAC	2	梅奥医学中心	乳腺癌	I 期/II 期、I 期
	MUC1 肽-Poly-ICLC 疫苗	2	美国国立癌症研究所	结直肠腺瘤	II 期
				肺癌	I 期
	肽疫苗	2	美国国立癌症研究所	黑色素瘤	III 期
			美国东部肿瘤协作组		II 期
	自体免疫球蛋白独特型-KLH 结合疫苗	2	Favrille 公司	淋巴瘤	III 期、II 期
	Gag（267-274）肽疫苗（ILGLNKIV）	1	梅奥医学中心	黑色素瘤	0 期
	Gardasil	1	梅奥医学中心	HPV 相关疾病	IV 期
	Gardasil 9	1	美国国立癌症研究所	HPV 相关疾病	II 期
	gp100	1	美国国立癌症研究所	黑色素瘤	III 期
	GRT-C901、GRT-R902	1	Gritstone Oncology 公司	肺癌、大肠癌、胃癌	I 期/II 期
	GRT-C903、GRT-R904	1	Gritstone Oncology 公司	肺癌、大肠癌、胰腺癌	I 期/II 期
	HER-2/neu 肽疫苗	1	梅奥医学中心	乳腺癌	I 期
	HSPPC-96	1	美国肿瘤临床试验联盟	胶质母细胞瘤、脑肿瘤、肉瘤	II 期
	MART-1（27-35）肽疫苗、gp100	1	美国国立癌症研究所	黑色素瘤	Not Applicable
	MART-1a 肽疫苗	1	梅奥医学中心	黑色素瘤	0 期
	MART-1a 肽疫苗、gp00	1	梅奥医学中心	黑色素瘤	I 期
	NY-ESO-1b 肽疫苗（SLLMWITQC）	1	梅奥医学中心	黑色素瘤	0 期
	POL-103A	1	Polynoma 公司	黑色素瘤	III 期
	PolyPEPI1018 CRC 疫苗	1	Treos Bio 公司	大肠癌	I 期/II 期
	PR1 肽疫苗	1	The Vaccine 公司	白血病	III 期
	TPIV100	1	梅奥医学中心	乳腺癌	II 期
	TPIV200	1	Marker Therapeutics 公司	卵巢癌	II 期

续表

疫苗类别	疫苗名称	数量/项	申办者	适应证	分期
肽/蛋白疫苗	UV1	1	Ultimovacs ASA 公司	恶性黑色素瘤	Ⅱ期
	XmAb14045	1	Xencor 公司	白血病	Ⅰ期
	单克隆抗体 11D10 抗独特型疫苗、单克隆抗体 3H1 抗独特型疫苗	1	美国放射治疗肿瘤协作组	肺癌	Ⅱ期
小计	25	30			
肿瘤细胞疫苗	GVAX	3	Cell Genesys 公司	前列腺癌	Ⅲ期
			Aduro Biotech 公司	胰腺癌	Ⅱ期
	Algenpantucel-L	2	NewLink Genetics 公司	胰腺癌	Ⅲ期、Ⅱ期
	sipuleucel-T	2	Dendreon 公司	前列腺癌	Ⅲ期
	belagenpumatucel-L（Lucanix）	1	NovaRx 公司	肺癌/肿瘤	Ⅲ期
	CMB305	1	Immune Design 公司	肉瘤	Ⅲ期
	DN24-02	1	Dendreon 公司	尿路上皮癌	Ⅱ期
	FRalphaDC	1	梅奥医学中心	输卵管癌、卵巢癌、腹膜癌	0 期
	TLPLDC	1	Cancer Insight 公司	黑色素瘤	Ⅱ期
	Vigil	1	Gradalis 公司	肉瘤	Ⅲ期
	肿瘤细胞疫苗	1	梅奥医学中心	尿路上皮癌	Not Applicable
小计	10	14			
DC 疫苗	DC 疫苗	4	Sotio 公司	前列腺癌	Ⅲ期
			梅奥医学中心	淋巴瘤	Ⅰ期/Ⅱ期
				肝癌、淋巴瘤	0 期
	DC/肿瘤细胞融合疫苗	3	梅奥医学中心	前列腺癌	Ⅱ期
				胶质母细胞瘤、肉瘤	0 期
小计	2	7			
病毒载体疫苗	MV-NIS	2	梅奥医学中心	骨髓瘤	Ⅰ期/Ⅱ期
				神经纤维瘤	Ⅰ期
	PROSTVAC-F、PROSTVAC-V	2	Bavarian Nordic 公司	前列腺癌	Ⅲ期
			美国国立癌症研究所		Ⅱ期
	MV-CEA	1	梅奥医学中心	卵巢癌、腹膜腔癌	Ⅰ期
	MV-s-NAP	1	梅奥医学中心	乳腺癌	Ⅰ期
小计	4	6			
核酸疫苗	CpG 寡脱氧核苷酸、HER-2/neu 肽疫苗、MUC1 肽疫苗		梅奥医学中心	乳腺癌	0 期
	Synchrovax SEM 质粒 DNA 疫苗		Mannkind 公司	黑色素瘤	Ⅰ期/Ⅱ期
小计	2	2			

续表

疫苗类别	疫苗名称	数量/项	申办者	适应证	分期
其他	BCG	2	美国西南肿瘤学组	膀胱癌	III期
			欧洲癌症研究与治疗组织	肺癌	III期
	13价肺炎结合疫苗（PCV 13、Prevnar 13）	1	梅奥医学中心	淋巴瘤/白血病	II期
	TAEK-VAC-HerBy	1	Bavarian Nordic 公司	乳腺癌、胃癌、脊索瘤、肺癌、卵巢癌、前列腺癌、大肠癌、胰腺癌、肝癌	I期/II期
小计	3	4			

2. 中国肿瘤疫苗领域广州复大肿瘤医院、江苏省疾病预防控制中心处于领先地位

中国肿瘤疫苗领域广州复大肿瘤医院、江苏省疾病预防控制中心处于领先地位。中国在肿瘤疫苗领域表现突出的医疗机构是广州复大肿瘤医院、江苏省疾病预防控制中心、台湾医药大学附设医院、台湾成功大学医学院附设医院（表6-9）。

表6-9 中国开展肿瘤疫苗临床试验主要医疗机构（注册数量≥3项）

序号	临床试验医疗机构	数量/项
1	广州复大肿瘤医院	15
2	江苏省疾病预防控制中心	8
3	台湾医药大学附设医院	6
4	台湾成功大学医学院附设医院	6
5	台湾长庚纪念医院	5
6	台湾大学医院	5
7	中国医学科学院肿瘤医院	4
8	台北荣民总医院	4
9	广东三九脑科医院	3
10	首都医科大学附属北京天坛医院	3
11	浙江省肿瘤医院	3
12	台中荣民总医院	3
13	香港玛丽医院	3

（1）广州复大肿瘤医院

广州复大肿瘤医院是中国开展肿瘤疫苗临床试验最多的医疗机构。广州复大肿瘤医院，全称暨南大学附属复大肿瘤医院，是一所集医疗、教学、科研、预防、康

复为一体的三级肿瘤专科医院，2010 年首批通过国家临床重点专科建设单位遴选，并于 2018 年 5 月通过首批验收。广州复大肿瘤医院目前已建立多学科肿瘤治疗体系，在传统手术、放疗、化疗基础上开展了特色治疗技术：纳米刀消融疗法、介入治疗技术、光动力治疗术、经皮化学消融术、中医药疗法，并开创了独特的"3C+P"治疗模式，即将冷冻消融（cryoablation，CRA）、肿瘤微血管介入（cancer microvessel intervention，CMI）和联合免疫疗法（combined immunotherapy for cancer，CIC）结合起来，根据患者具体情况，个体化应用（personalized cancer therapy，P），实施局部治疗和全身治疗相结合，可作为延长进展性癌症患者生存期的策略。

广州复大肿瘤医院申办并开展了混合疫苗（mix vaccine，MV）和癌症干细胞-DC（CSC-DC）两种肿瘤疫苗的临床试验，均处于临床 I 期/II 期。广州复大肿瘤医院申办并开展了共 15 项临床试验，包括 MV 和 CSC-DC 两种疫苗，均处于临床 I 期/II 期。MV 包括百白破混合制剂、BCG、麻疹疫苗、沙雷氏菌疫苗和肺炎球菌疫苗 5 种不同的疫苗，MV 临床试验开展于广州复大肿瘤医院生物治疗中心（5 项）和广州市复大肿瘤研究所（中心实验室）（3 项），分别评估 MV 在肺肿瘤、乳腺肿瘤、肝肿瘤、胰腺肿瘤、前列腺肿瘤、肾癌、结直肠癌和肉瘤患者中的安全性和有效性。CSC-DC 临床试验均开展于广州复大肿瘤医院生物治疗中心（7 项），评估 CSC-DC 治疗肺肿瘤、胰腺肿瘤、结直肠肿瘤、肝肿瘤、卵巢肿瘤和乳腺肿瘤的安全性或有效性（表 6-10）。

表 6-10　广州复大肿瘤医院开展的肿瘤疫苗临床试验情况

疫苗类别	疫苗名称	数量/项	适应证	医疗机构
DC 疫苗	癌症干细胞-DC（CSC-DC）	7	肺肿瘤、胰腺肿瘤、结直肠肿瘤、肝肿瘤、卵巢肿瘤、乳腺肿瘤	广州复大肿瘤医院生物治疗中心
其他	混合疫苗（MV）	8	肺肿瘤、乳腺肿瘤、肝肿瘤、胰腺肿瘤和前列腺肿瘤	广州复大肿瘤医院生物治疗中心
			肾癌、结直肠癌、肉瘤	广州市复大肿瘤研究所（中心实验室）
合计	2	15		

（2）江苏省疾病预防控制中心

江苏省疾病预防控制中心是中国开展肿瘤疫苗临床试验较多的医疗机构。2000 年 10 月，省政府批准组建江苏省疾病预防控制中心。2002 年 3 月以来，增挂省卫生检测检验中心、省公共卫生研究院。中心辖部门（室、科、所）33 个，建有江苏省国家突发急性传染病防控队、国家核和辐射突发事件卫生应急队。其病原微生物研究所（菌毒种保藏中心）和疫苗临床评价所开展了多项疫苗开发（包括此次的新冠疫苗开发）及临床评价工作。

江苏省疾病预防控制中心开展了两种 8 项厦门万泰沧海生物技术有限公司二价 HPV 疫苗馨可宁（Cecolin）（5 项）和九价 HPV 疫苗（*Escherichia coli*）（3 项）肿瘤疫苗的临床试验，分别评价这两款疫苗产品为预防宫颈上皮内瘤变、宫颈癌、阴道上皮内瘤变、外阴上皮内瘤变等 HPV 持续感染相关肿瘤/癌，在健康女性受试者中安全性、免疫原性和免疫持久性（表 6-11）。

表 6-11 江苏省疾病预防控制中心开展的肿瘤疫苗临床试验情况

疫苗类别	疫苗名称	数量/项	申办者	适应证	分期
肽/蛋白疫苗	二价 HPV 疫苗（Cecolin）	3	张军	宫颈上皮内瘤变、宫颈癌、阴道上皮内瘤变、外阴上皮内瘤变	III期、—
					—
		2	厦门大学		II期、I期
	九价 HPV 疫苗（*Escherichia coli/E.Coli*）	3	厦门大学	宫颈上皮内瘤变|、宫颈癌	II期、I期
					III期
合计	2	8			

注："—"表示 ClinicalTrials.gov 中无相关信息。

（3）中国医学科学院肿瘤医院

中国医学科学院肿瘤医院在中国肿瘤疫苗临床试验方面表现突出。中国医学科学院肿瘤医院始建于 1958 年，是国家肿瘤临床医学研究中心、国家肿瘤规范化诊治质控中心、原国家食品药品监督管理局认证的国家药物临床研究中心所在地，是集医教研防于一体，全方位开展肿瘤相关基础研究和临床诊治的国家标志性肿瘤专科医院。拥有包括 3 名中国科学院院士、4 名中国工程院院士在内的国内一流的专家团队，拥有 5 个国家级重点学科、3 个国家临床重点专科、1 个北京市重点学科。医院能够全面开展手术（含微创和内镜下治疗）、化疗、放射治疗、介入治疗等多种治疗手段。在肺癌、食管癌、乳腺癌、恶性淋巴瘤、大肠癌、肝癌、胰腺癌、胃癌、宫颈癌、卵巢癌、子宫内膜癌、前列腺癌、甲状腺癌、鼻咽癌（含挽救手术）、下咽颈段食管癌、喉癌（含保留功能手术）、口咽癌、鼻腔副鼻窦癌、颅脑肿瘤（含颅底沟通肿瘤）、髓内肿瘤、骨与软组织肿瘤（含保肢手术）、恶性黑色素瘤、骨转移瘤、神经内分泌肿瘤等多种肿瘤的多学科规范化综合治疗水平位居国内前列，部分达到国际先进水平。医院还设置有专门的科室开展癌症筛查和早诊工作。医院注重肿瘤基础与临床研究。拥有 1 个国家重点实验室、2 个北京市重点实验室，还设有 4 个基础研究室、2 个基础与临床应用研究中心、中心实验室和实验动物室。

中国医学科学院肿瘤医院开展了 4 种肽/蛋白肿瘤疫苗的临床试验，其中

Adagloxad Simolenin（OBI-822）/OBI-821、BLP25 脂质体疫苗（L-BLP25/Tecemotide/
Stimuvax）和热休克蛋白 gp96 疫苗均用于肿瘤治疗，二价 HPV 疫苗（Cecolin）用
于肿瘤预防。中国医学科学院肿瘤医院开展了 4 项临床试验，均为蛋白多肽疫苗，
其中 3 项处于临床III期。除二价 HPV 疫苗（Cecolin）用于宫颈上皮内瘤变、宫颈
癌等 HPV 持续感染相关肿瘤/癌预防外，其余疫苗均用于肿瘤治疗。OBI-822 是台
湾浩鼎生技股份有限公司开发旨在以糖抗原 Globo H 为作用标的的主动免疫抗癌
药，将 Globo H 连接于载体蛋白 KLH，打入人体后可引发免疫细胞产生对抗 Globo
H 的抗体，从而治疗癌症。OBI-822 临床试验旨在评估该疫苗在乳腺癌治疗中的疗
效及安全性。L-BLP25 是默克公司与 Oncothyreon 公司共同开发的癌症疫苗，是一
种人工合成的多肽疫苗，含有 25 个氨基酸多肽，其将肿瘤特异性抗原 MUC1 包
裹在脂质体中，刺激 T 细胞产生免疫应答。L-BLP25 临床试验是为确定与最佳支
持治疗相比，该疫苗是否能延长患有非小细胞肺癌亚洲受试者的总生存期。热休
克蛋白 gp96 疫苗临床试验是为评价自体 gp96 治疗肝癌和胰腺腺癌的安全性和有
效性（表 6-12）。

表 6-12　中国医学科学院肿瘤医院开展的肿瘤疫苗临床试验情况

疫苗类别	疫苗名称	数量/项	申办者	适应证	分期
肽/蛋白疫苗	Adagloxad Simolenin（OBI-822）/OBI-821	1	台湾浩鼎生技股份有限公司	乳腺癌	III期
	BLP25 脂质体疫苗（L-BLP25/Tecemotide/Stimuvax）	1	默克公司	肺癌	
	二价 HPV 疫苗（Cecolin）	1	厦门大学	宫颈上皮内瘤变、宫颈癌、阴道上皮内瘤变、外阴上皮内瘤变	
	热休克蛋白 gp96 疫苗	1	Cure&Sure Biotech 公司	肝癌、胰腺癌	I 期/II 期
合计		4		4	

（4）广东三九脑科医院

广东三九脑科医院在中国肿瘤疫苗临床试验方面表现突出。广东三九脑科医院
系暨南大学附属脑科医院和华南师范大学附属三九脑科疾病与康复医院，是一所集
临床、科研、教学为一体的脑专科医院，系国务院国资委全资建设的现代化大型三
级公立脑专科医疗机构。目前，医院设有 41 个临床诊疗和功能检查科室，经过 20
多年的发展，已经逐渐形成了一批具有专科特色优势的学科群，在癫痫的内外科治
疗、脑部肿瘤外科手术及放疗与化疗、脑血管病的内外科治疗及介入治疗、小儿神
经系统疾病的内外科治疗、以手术为特点的脑瘫综合康复、系列难治性精神病的综
合治疗、植物状态促醒，以及脊柱疾病、关节置换、颅脑损伤合并复杂骨折和大康

复治疗等方面具有特色。

广东三九脑科医院申办并开展了基于 DC 的个性化细胞疫苗治疗胶质母细胞瘤或脑癌/肿瘤的临床试验，均处于临床 I 期。广东三九脑科医院申办并开展了 3 项临床试验，包括 3 种不同的基于 DC 的个性化细胞疫苗，均处于临床 I 期。基于 DC 的个性化细胞疫苗（PerCellVac）临床试验主要目的是评估该疫苗在新诊断胶质母细胞瘤患者中的安全性，次要目的是评估患者对疫苗的特异性 T 细胞反应；基于 DC 的个性化细胞疫苗（PerCellVac2）临床试验旨在观察该疫苗治疗复发性胶质母细胞瘤的安全性和有效性；基于 DC 的个性化细胞疫苗（PerCellVac3）旨在观察该疫苗治疗脑癌的安全性和有效性（表 6-13）。

表 6-13　广东三九脑科医院开展的肿瘤疫苗临床试验情况

疫苗类别	疫苗名称	数量/项	申办者	适应证
DC 疫苗	基于 DC 的个性化细胞疫苗（PerCellVac）	1	张建	胶质母细胞瘤
	基于 DC 的个性化细胞疫苗（PerCellVac2）	1		
	基于 DC 的个性化细胞疫苗（PerCellVac3）	1		脑癌/肿瘤
合计		3	3	

（5）首都医科大学附属北京天坛医院

首都医科大学附属北京天坛医院在中国肿瘤疫苗临床试验方面表现突出。首都医科大学附属北京天坛医院始建于 1956 年，是一所以神经外科为先导，以神经科学集群为特色，集医、教、研、防为一体的三级甲等综合医院，是亚洲神经外科临床、科研、教学基地，国家神经系统疾病临床医学研究中心、国家神经系统疾病医疗质量控制中心、国家医师资格考试实践技能考试基地、全国脑血管病防治办公室、WHO 神经科学培训合作中心、北京市神经外科研究所、首都医科大学第五临床医学院等机构设在医院。

首都医科大学附属北京天坛医院开展了热休克蛋白 gp96 疫苗和 IDH1R132H-DC 疫苗两种肿瘤疫苗的临床试验，用于治疗胶质母细胞瘤/胶质瘤。首都医科大学附属北京天坛医院开展了 3 项临床试验，其中 2 项是 Cure&Sure Biotech 公司申办的热休克蛋白 gp96 疫苗临床试验，分别处于临床试验 II 期（随机对照研究，干预方式：热休克蛋白 gp96 疫苗+替莫唑胺+放疗 vs. 替莫唑胺+放疗）和临床试验 I 期（单臂研究，干预方式：热休克蛋白 gp96 疫苗+基础治疗），评估该疫苗在治疗胶质母细胞瘤中的安全性和有效性。剩余 1 项是河北燕达医院申办的 IDH1R132H-DC 疫苗临床试验，评估该疫苗治疗胶质瘤的安全性和有效性（表 6-14）。

表 6-14　首都医科大学附属北京天坛医院开展的肿瘤疫苗临床试验情况

疫苗类别	疫苗名称	数量/项	申办者	适应证	分期
肽/蛋白疫苗	热休克蛋白 gp96 疫苗	2	Cure&Sure Biotech 公司	胶质母细胞瘤	Ⅱ期、Ⅰ期
DC 疫苗	IDH1R132H-DC 疫苗	1	河北燕达医院	胶质瘤	Not Applicable
合计		2	3		

（6）浙江省肿瘤医院

浙江省肿瘤医院在中国肿瘤疫苗临床试验方面表现突出。浙江省肿瘤医院始建于 1963 年 10 月，是中国成立最早的 4 所肿瘤医院之一，集肿瘤预防、医疗、科研、教学、康复于一体，承担着国家肿瘤防治重任，在全国的肿瘤防治工作中发挥着重要作用。2019 年 5 月，医院正式挂牌"中国科学院肿瘤与基础医学研究所、中国科学院大学附属肿瘤医院、中国科学院大学杭州临床医学院"。浙江省肿瘤医院是中国科学院首个以肿瘤医学为主要研究方向的专业研究机构，医院设有浙江省胸部肿瘤重点实验室、浙江省放射肿瘤学重点实验室等 4 个重点实验室；医院肿瘤样本库，标本总量 30 万份以上，是国内规模较大的样本库。

浙江省肿瘤医院开展了 L-BLP2 和 OBI-822 两种肽/蛋白肿瘤疫苗，以及 DC/肿瘤融合疫苗的临床试验。浙江省肿瘤医院开展了 3 项临床试验，包括两种肽/蛋白疫苗，一种细胞疫苗。OBI-822 临床试验旨在评估该疫苗在乳腺癌治疗中的疗效及安全性；L-BLP25 临床试验是为确定与最佳支持治疗相比，该疫苗是否能延长患有非小细胞肺癌亚洲受试者的总生存期；DC/肿瘤融合疫苗临床试验目的为评价该疫苗治疗胶质母细胞瘤/胶质瘤的安全性和免疫原性（表 6-15）。

表 6-15　浙江省肿瘤医院开展的肿瘤疫苗临床试验情况

疫苗类别	疫苗名称	数量/项	申办者	适应证	分期
肽/蛋白疫苗	L-BLP25	1	默克公司	肺癌	Ⅲ期
	OBI-822	1	台湾浩鼎生技股份有限公司	乳腺癌	
DC 疫苗	DC/肿瘤融合疫苗	1	浙江大学医学院附属第二医院	胶质母细胞瘤/胶质瘤	Ⅰ期/Ⅱ期
合计		3	3		

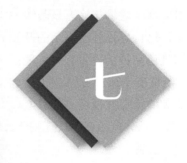

肿瘤疫苗代表性产品

虽然肿瘤疫苗相关研究已开展多年，但目前仅有少量肿瘤疫苗在部分国家获批上市。部分疫苗在上市多年后也未获得广泛使用，销售数据不甚理想，原因可能是其来源于自体细胞，无法实现标准化批量化生产，治疗成本较高。在研的产品中，大量临床试验设计将肿瘤疫苗与放疗、化疗和免疫检查点抑制剂等药物联用，测试其对生存期的延长作用或预防肿瘤复发能力。部分疫苗在Ⅰ期、Ⅱ期临床试验中显示出较好的治疗效果，但Ⅲ期临床效果却缺乏显著性。此外，肿瘤类治疗药物需要进行较长时间的生存期观察，这也导致肿瘤疫苗的开发周期普遍较长。

目前全球已获批上市的疫苗品种仍较为有限，美国 FDA 仅批准了 2 个肿瘤疫苗的上市，其他一些肿瘤疫苗批准上市于古巴、加拿大、澳大利亚和部分欧洲国家，目前我国尚未有批准上市的肿瘤治疗性疫苗。虽然上市疫苗品种较少，但有大量肿瘤疫苗处于临床试验阶段，其中部分疫苗在Ⅰ/Ⅱ期临床试验中表现出较良好安全性与免疫原性，受到医学界与产业界关注。

1. Provenge

2010 年 4 月 29 日，FDA 批准了由美国 Dendreon（丹瑞）公司研发的治疗性肿瘤疫苗 Provenge（普列威，sipuleucel-T）。Provenge 是一种新型自体源性细胞免疫疗法药，主要用于治疗转移性前列腺癌，使晚期前列腺癌的患者的平均存活时间延长超过了 4 个月。其作用机制为抗原递呈细胞（APC）在体外与前列腺酸性磷酸酶-粒细胞-巨噬细胞集落刺激因子（PAP-GM-CSF）结合，PAP-GM-CSF 被 APC 吞噬后，表达在 APC 表面，回输到患者体内并激活患者的免疫细胞使免疫细胞识别并杀灭前列腺癌细胞，从而达到治疗前列腺癌的目的。

20 世纪 90 年代，斯坦福大学教授 Engeman 博士团队制订了一套 DC 免疫疗法的生产流程，并于 1992 年创立 Dendreon 公司。随后，Dendreon 公司的多项临床试验证明了 Provenge 的安全性和有效性，并于 2010 年经 FDA 批准在美国上市。2017 年 6 月，中国三胞集团收购了 Dendreon 公司，取得了 Provenge 完整的知识产权和生产技术等。目前，三胞集团正致力于 Provenge 在国内的注册申报工作。2020 年 8 月 Provenge 在国内正式获得临床试验默示许可的公示批准。11 月中国首例患者回输成功，在中国肿瘤细胞免疫治疗历史上具有里程碑式的意义。

2. Imlygic/T-VEC

2015 年 10 月 27 日，FDA 批准了 Amgen（安进）公司研发的 Imlygic（talimogene laherparepvec），其用于首次手术后复发的黑色素瘤患者不可切除局部病灶的治疗，成为首个获得 FDA 批准的溶瘤病毒类治疗药物。Imlygic 直接注射到肿瘤组织，可以在肿瘤细胞内复制并表达免疫激活粒细胞-巨噬细胞集落刺激因子（GM-CSF），溶解肿瘤细胞，并释放出肿瘤源性抗原和 GM-CSF，加速抗肿瘤的免疫应答。

Imlygic 最初由 BioVex 研发，后 BioVex 在 2011 年被安进公司（Amgen）收购。依据大型随机对照III期临床试验 OPTiM 研究的结果，Imlygic 于 2015 年 10 月份被 FDA 批准用于黑色素瘤，之后被欧洲药品质量管理局人用药品委员会（CHMP）推荐，于 2015 年 12 月迅速获得欧盟批准，成为欧洲首个获批的溶瘤免疫疗法。

3. CIMAvax-EGF 及 Vaxira

CIMAvax -EGF 是由古巴国家免疫中心研发的第一代肺癌治疗性疫苗，2008 年 6 月被古巴批准用于晚期非小细胞肺癌的治疗。其作用机理是通过注射 CIMAvax-EGF 对抗表皮生长因子（EGF）的特殊抗原，激活免疫，结合并消除体内 EGF，使 EGF 与表皮生长因子受体（EGFR）不能相互作用，通过阻断肿瘤细胞信号传导通路，阻断细胞分化和血管生成。

目前，除古巴外，全球另有 80 个国家获批可使用该疫苗，该疫苗已于 2011 年被批准在中国开展临床试验。2017 年 1 月，美国 FDA 批准其正式开展临床试验，试验目的主要是观察疫苗联合 PD-1 是否更有效，2018 年美国表明 CIMAvax -EGF 安全且耐受性好，顺利进入 II 期临床试验中。

2013 年 2 月，二代疫苗 Vaxira（Racotumomab）在古巴获批上市，特异性地作用于肺癌细胞上的 NeuGcGM3 神经节苷脂受体，激发人体免疫系统的活力，诱导癌细胞产生类似肿胀坏死的反应，从而达到治疗作用。

4. BCG

BCG 是牛结核杆菌减毒活疫苗，主要用于结核病的防治。1976 年，首次被发现可用于治疗非肌层浸润性膀胱癌，不仅可减少复发率，还能预防疾病的进展和减少死亡。其作用机制尚未明确，可能是通过作用于肿瘤细胞并刺激产生多方面的免疫应答。

5. Melacine

美国 Corixa 公司生产的用于治疗IV期黑色素瘤的疫苗 Melacine，于 1999 年在加拿大上市销售。Melacine 是由来自两种人类黑色素瘤细胞系的裂解物 MSMM-1 和 MSMM-2 与 Corixa 公司的专有佐剂 Detox 结合而成的溶解细胞组成，能够识别肿瘤蛋白质，以调动免疫系统来杀死癌细胞，不会出现化疗、放疗所引起的脱发、呕吐等症状。该疫苗治疗术后黑色素瘤的 5 年无疾病生存率为 65%。但由于其Ⅲ期临床试验部分结论不符合美国 FDA 要求，因此尚未批准其在美国正式上市销售。由于在欧洲和美国的上市受阻，Corixa 目前中断了 Melacine 的上市申请。2005 年，Corixa 被葛兰素史克公司（GSK）收购，GSK 利用其技术转向 Cervarix 宫颈癌疫苗的研究。

6. M-Vax

2001 年，由美国 Avax 公司生产的 M-Vax（DNP-VACC）在澳大利亚上市销售，其可用于治疗恶性黑色素瘤。该疫苗通过直接或旁效应激活细胞、宿主抗原提呈细胞的提呈作用等多方面诱导特异性细胞反应，能大大提升患者外周血的细胞毒 T 细胞（CTL）反应率，治疗转移性黑色素瘤的 5 年总生存率为 44%，与单纯手术治疗相比显著延长。并且，临床试验数据显示，M-Vax 术后治疗多处内脏转移的Ⅳ期黑色素瘤患者，平均生存期高于 27 个月，几乎是纯手术治疗（15 个月）的 2 倍。1999 年，该疫苗被美国 FDA 批准为治疗黑色素瘤的孤儿药。2005 年 10 月 M-Vax 在瑞士被批准用于治疗Ⅲ期和Ⅳ期黑色素瘤。目前，M-Vax 在美国还未获得 FDA 的批准上市。

7. Vitespen

2008 年，美国 Antigenics 公司的肾癌疫苗 Vitespen（Oncophage）在俄罗斯通过批准。由于该药因Ⅲ期临床实验数据未能证明其效果而未能在美国 FDA 和其他欧洲国家获批。

8. Tedopi

Tedopi（OSE2101）是由 OSE Immunotherapeutics 公司研发的用于非小细胞治疗的肿瘤疫苗。该疫苗在 2016 年进入Ⅲ期临床阶段（NCT02654587），试验在美国、捷克、法国、德国、匈牙利等多个国家的 124 家机构展开。2020 年 4 月，OSE Immunotherapeutics 公司公布了该疫苗在非小细胞肺癌治疗方面的Ⅲ期临床试验结果。结果显示处于非小细胞肺癌晚期的受试者在免疫检查点抑制剂（ICI）治疗后，接受 Tedopi 治疗，一年的总生存率达到 46%，比接受标准化疗方案多西他赛（Taxotere）和培美曲塞（Alimta）的患者要高出 10%。此外，Tedopi 不仅能够治疗非小细胞肺癌，对胰腺癌等其他癌症同样具有治疗潜力。

9. NeuVax

NeuVax（nelipepimut-S，NPS，前称 E75）是由 Galena Biopharma 公司研发的用于预防乳腺癌再发的肿瘤疫苗。NeuVax 是一种来源于 HER2 蛋白的免疫原性肽，与免疫佐剂粒细胞-巨噬细胞集落刺激因子（GM-CSF）联合应用能够引起较强的抗HER2 免疫应答。

该疫苗在 2011 年登记了一项III期临床试验（NCT01479244），是以 NeuVax 和GM-CSF 联用作为试验组，GM-CSF 与注射水作为对照组的多中心随机对照试验，试验在美国、加拿大、保加利亚、捷克、法国等国开展。2019 年 7 月 *Clinical Cancer Research* 发布该疫苗的III期有效性和安全性结果，结果显示试验组和对照组在效果方面没有显著性差异，不良反应相似，常见不良反应包括红斑、硬结和瘙痒等。

2013 年 5 月，该疫苗登记了另一项在美国 29 家医疗机构开展的 II 期临床试验（NCT01570036），与赫塞汀（曲妥珠单抗）和 GM-CSF 联用预防淋巴结阳性乳腺癌的复发。2020 年 6 月 *Clinical Cancer Research* 发布该疫苗 II b 试验结果，显示 NeuVax 对于 HER2 低表达乳腺癌患者，在意向性治疗分析中未观察到无病生存率的显著差异。但是，在三阴性乳腺癌（TNBC）患者中观察到了显著的临床获益。与对照组相比，同步应用赫赛汀、NeuVax 和 GM-CSF 是安全的，没有额外的总体或心脏毒性。

10. DCVax-L

DCVax-L 由 Northwest Biotherapeutics 公司研发，是可用于脑胶质母细胞瘤治疗的自体树突状细胞疫苗。2006 年该疫苗在美国、加拿大、德国和英国的 80 多个医疗机构开始进行III期临床试验。试验招募了新诊断为脑胶质母细胞瘤的患者，接受包括放射疗法和 Temodar 治疗在内的标准治疗，2/3 的患者将另外接受 DCVax-L 治疗，其余 1/3 接受安慰剂，也就是在形态上与树突状细胞相似但无免疫活性的人外周血单个核细胞。试验采取交叉分组设计，治疗期间，若肿瘤进展或复发，患者可被允许接受 DCVax-L 治疗，最终有 90% 参与试验患者接受了 DCVax-L 治疗。

2018 年，*Journal of Translational Medicine* 发表文章公布临床数据。研究发现，来自两组的患者手术后中位生存期为 23.1 个月，与之前研究中单独使用标准治疗相比，中位生存时间延长了 8 个月。截止到论文发表时，有 223 名患者术后生存期超过 30 个月，有 100 名患者术后生存已达 40.5 个月。该试验中严重不良事件发生率为 2%，总体不良事件发生率与标准治疗相似。

11. iNeo-Vac-P01

　　中国的肿瘤疫苗处于刚刚起步的阶段，但近年来逐渐成为研究热点，各研究机构纷纷布局。iNeo-Vac-P01 是由中国杭州纽安津生物科技有限公司与浙江大学附属邵逸夫医院自主开发的一款用于个性化治疗晚期胰腺癌和晚期实体瘤的多肽疫苗。2018 年，该疫苗在浙江省人民医院和浙江省邵逸夫医院开展 I 期临床试验，分别招募 20 人和 30 人开展 iNeo-Vac-P01 和佐剂 GM-CSF 联用的安全性、耐受性和部分效果研究。2020 年 9 月 *Clinical Cancer Research* 发布后者的研究结果，结果显示仅有 9.09% 的受试者出现急性过敏，属于 3-4 级不良反应，38.1% 的受试者肿瘤病灶在疫苗治疗过程中出现缩小，最大缩小比例为 16.7%。试验结果证明 iNeo-Vac-P01 对于晚期实体瘤患者的安全性较好，且可以引发针对肿瘤新抗原的 T 细胞介导的免疫反应。

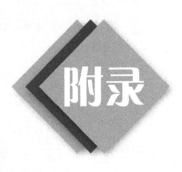

Ⅲ期（含Ⅱ/Ⅲ期）肿瘤疫苗
临床试验情况

疫苗类别	疫苗名称	数量/项	申办者	适应证	状态	NCT 号
肽/蛋白疫苗	BLP25 脂质体疫苗（L-BLP25）	3	EMD Serono 公司	肺癌	招募中	NCT00409188
				乳腺癌	已终止	NCT00925548
			默克公司	肺癌	已终止	NCT01015443
	Gardasil	3	Ruth Tachezy	喉乳头状瘤	招募中	NCT01375868
			伦敦帝国理工学院	宫颈上皮内瘤变	尚未招募	NCT03979014
			匈牙利国家儿童健康研究所	呼吸道乳头状瘤	未知	NCT01995721
	gp100	3	百时美施贵宝公司	黑色素瘤	招募中	NCT00094653
			美国国立癌症研究所			NCT00019682
			欧洲癌症研究与治疗组织		已终止	NCT00036816
	自体免疫球蛋白独特型-KLH 结合疫苗	3	Favrille 公司	淋巴瘤	已终止	NCT00089115
					已暂停	NCT00324831
			Genitope 公司		未知	NCT00017290
	CancerVax 疫苗（CANVAXIN）	2	CancerVax 公司	黑色素瘤	未知	NCT00052156
						NCT00052130
	EGF 疫苗	2	Bioven 公司	肺癌	已终止	NCT01444118
						NCT02187367
	端粒酶肽疫苗 GV1001	2	Kael-GemVax 公司	肺癌	未知	NCT01579188
			皇家利物浦大学医院	胰腺癌	招募中	NCT00425360
	Abagovomab	1	Menarini Group 公司	卵巢癌	已终止	NCT00418574
	BiovaxId	1	Biovest International 公司	淋巴瘤	未知	NCT00091676
	G17DT	1	加州大学洛杉矶分校强森综合癌症中心	食道癌、胃癌	招募中	NCT00020787
	Galinpepimut-S	1	塞拉斯生命科学集团公司	白血病	招募中	NCT04229979
	GM2-KLH	1	欧洲癌症研究与治疗组织	黑色素瘤	未知	NCT00005052
	gp96	1	Cure&Sure Biotech 公司	肝癌	尚未招募	NCT04206254
	HSPPC-96	1	Agenus 公司	肾癌	已终止	NCT00126178
	id-KLH 疫苗	1	美国国立癌症研究所	骨髓瘤	招募中	NCT00001561
	IMA901	1	immatics Biotechnologies 公司	肾癌	招募中	NCT01265901
	MAGE-A3	1	阿肯色大学	骨髓瘤	已完成	NCT00090493
	NeuVax	1	Galena Biopharma 公司	乳腺癌	招募中	NCT01479244
	OBI-822	1	OBI Pharma 公司	乳腺癌	招募中	NCT03562637
	POL-103A	1	Polynoma 公司	黑色素瘤	受试者筛选	NCT01546571
	PR1 白血病肽疫苗	1	The Vaccine 公司	白血病	未知	NCT00454168
	rEGF-p64k/Mont 疫苗	1	Bioven 公司	肺癌	已终止	NCT00516685
	Tedopi（OSE2101）	1	OSE Immunothera-peutics 公司	肺癌	招募中	NCT02654587

续表

疫苗类别	疫苗名称	数量/项	申办者	适应证	状态	NCT 号
肽/蛋白疫苗	THERATOPE STn-KLH 疫苗	1	Oncothyreon 公司	乳腺癌	招募中	NCT00003638
	Vaxira（Racotumomab）	1	Recombio SL	肺癌	未知	NCT01460472
	多价抗原-KLH 结合疫苗	1	美国妇科肿瘤学组	输卵管癌、卵巢癌、腹膜腔癌	已撤回	NCT00693342
	肽疫苗	1	美国国立癌症研究所	黑色素瘤	招募中	NCT01989572
小计	27	38				
肿瘤细胞疫苗	Sipuleucel-T	3	Dendreon 公司	前列腺癌	招募中	NCT00779402
						NCT00005947
						NCT00065442
	GVAX	2	Cell Genesys 公司	前列腺癌	已终止	NCT00089856
						NCT00133224
	HyperAcute	2	NewLink Genetics 公司	胰腺癌	招募中	NCT01072981
				肺癌	已终止	NCT01774578
	Algenpantucel-L	1	NewLink Genetics 公司	胰腺癌	已终止	NCT01836432
	AlloStim	1	Immunovative Therapies 公司	结直肠癌	已撤回	NCT01741038
	CMB305	1	Immune Design 公司	肉瘤	已终止	NCT03520959
	CSF470 疫苗	1	Laboratorio Pablo Cassará 公司	黑色素瘤	未知	NCT01729663
	Lucanix	1	NovaRx 公司	肺癌	招募中	NCT00676507
	M-Vax	1	AVAX Technologies 公司	黑色素瘤	未知	NCT00477906
	Vigil	1	Gradalis 公司	肉瘤	受试者筛选	NCT03495921
	黑色素瘤疫苗	1	哈达萨医疗组织	黑色素瘤	未知	NCT01861938
	异源黑素瘤细胞裂解液疫苗	1	GSK（葛兰素史克）公司	黑色素瘤	未知	NCT00002767
小计	12	16				
DC 疫苗	DC 疫苗	6	NeuroVita 诊所	乳腺癌	未知	NCT01782274
						NCT01782287
				胶质母细胞瘤		NCT01759810
			奥斯陆大学医院	胶质母细胞瘤	招募中	NCT03548571
			拉德布德大学	黑色素瘤	受试者筛选	NCT02993315
			美国国立研究资源中心	淋巴瘤	招募中	NCT00006434
	APDC	1	中国人民解放军海军军医大学	结直肠癌	未知	NCT02503150
	DCVAC	1	舒迪安公司	前列腺癌	招募中	NCT02111577
	DCVAC/OvCa	1	舒迪安公司	输卵管癌、卵巢癌、腹膜癌	尚未招募	NCT03905902
	DCVax-L（DCVax、DCVax-Brain）	1	Northwest Biotherapeutics 公司	胶质母细胞瘤	未知	NCT00045968
	RNA-DC 疫苗	1	埃尔朗根大学附属医院	黑色素瘤	招募中	NCT01983748

疫苗类别	疫苗名称	数量/项	申办者	适应证	状态	NCT 号
DC 疫苗	自体树突状细胞/肿瘤抗原（ADCTA-SSI-G1）	1	Safe Save Medical Cell Sciences & Technology 公司	胶质母细胞瘤	招募中	NCT04277221
小计	7	12				
病毒载体疫苗	PANVAC-V、PANVAC-F	1	Therion Biologics 公司	胰腺癌	未知	NCT00088660
	ProstAtak	1	Candel Therapeutics 公司	前列腺癌	招募中	NCT01436968
	PROSTVAC-F、PROSTVAC-V	1	Bavarian Nordic 公司	前列腺癌	招募中	NCT01322490
	TG4010	1	Transgene 公司	肺癌	已完成	NCT00415818
小计	4	4				
核酸疫苗	Allovectin-7	1	Vical 公司	头颈癌	招募中	NCT00050388
小计	1	1				
其他	BCG	18	Bioniche Life Sciences 公司	膀胱癌	已撤回	NCT01284205
			Carman Giacomantonio	黑色素瘤	尚未招募	NCT03928275
			Medical Enterprises Europe 公司	膀胱癌	已终止	NCT00384891
					已撤回	NCT02254915
			NSABP Foundation 公司	大肠癌	招募中	NCT00427570
			UNICANCER 公司	膀胱癌	招募中	NCT03799835
			阿斯利康公司	膀胱癌	受试者筛选	NCT03528694
			百时美施贵宝公司	膀胱癌	招募中	NCT04149574
			辉瑞公司	膀胱癌	招募中	NCT04165317
			纪念斯隆-凯特琳癌症中心	膀胱癌	已终止	NCT00974818
			加拿大国立癌症研究院临床试验组	膀胱癌	已终止	NCT00352079
			罗马大学	膀胱癌	招募中	NCT01442519
			美国西南肿瘤学组	尿路上皮癌	招募中	NCT03091660
			欧洲癌症研究与治疗组织	肺癌	已完成	NCT00003279
				膀胱癌	招募中	NCT00002990
				肺癌	招募中	NCT00006352
			新加坡国立大学医院	膀胱癌	已完成	NCT00330707
			英国医学研究理事会	膀胱癌	招募中	NCT00002490
	BEC2/BCG	1	礼来公司	肺癌	招募中	NCT00037713
	hepcortespenlisimut-L（Hepko-V5）	1	Immunitor 公司	肝癌	招募中	NCT02232490
	ImprimePGG	1	Biothera 公司	大肠癌	已终止	NCT01309126
	细胞因子诱导的杀伤细胞（CIK）	1	中山大学	肝癌	招募中	NCT01749865
小计	5	22				

注：以上数据来源于 ClinicalTrials.gov，检索时间为 2021 年 1 月 28 日。